ALIMENTOS PARA EL EMBARAZO

3 manuscritos en 1

MIA ANGELS

ALIMENTOS PARA EL EMBARAZO VOLUMEN 1

Guía para madres: conoce los mejores suplementos y nutrientes para que tu bebé consiga un desarrollo saludable

El embarazo es una de las etapas más hermosas de la vida de una mujer. La mayoría de las veces, no se les informa sobre lo que tendrán que vivir durante el embarazo. Tampoco se les advierte sobre los muchos cambios que tendrán que hacer en su estilo de vida. A decir verdad, el embarazo no es un cuento de hadas, y es importante que usted esté preparada para algunas cosas. Hay algunas de las cuales usted estará consciente, pero hay algunas cosas que a menudo se le ocultan, y es importante que usted sepa lo que son estas cosas.

El embarazo cambiará la manera en que vives tu vida, y te cambiará para siempre. Tendrá que cambiar la forma en que come y recordar que está comiendo para dos personas. Ahora, cuando la mayoría de las mujeres escuchan esto, creen que necesitan duplicar su ingesta de alimentos. De lo que no se dan cuenta es de que necesitan concentrarse en lo que están comiendo y no en la cantidad de alimentos que están comiendo. Usted debe asegurarse de consumir alimentos que sean nutritivos y saludables para usted y su bebé.

Si recientemente se ha enterado de que está embarazada, le habrán dado suficientes consejos sobre qué alimentos debe comer y cuáles no. La cantidad de información que se le ha impuesto puede haberle abrumado. Este libro le hará sentir muy cómoda. Aprenderá todo lo que necesita saber sobre nutrición y el tipo de alimentos que debe comer.

A lo largo del libro, aprenderá más acerca de por qué es importante que coma bien y de los diferentes nutrientes que necesitará consumir regularmente. También recopilará información sobre los diferentes tipos de alimentos que se le permite comer y los que debe evitar. Recuerde que debe evitar algunos alimentos a toda costa para mantener a su bebé sano. También se le darán algunos consejos que le ayudarán a mantener su peso y obtener la nutrición necesaria. Es importante que recuerde que consumirá alimentos para dos personas y que debe aumentar la ingesta de algunos nutrientes para promover su salud y la salud de su bebé.

Gracias por comprar el libro. Espero que la información en el libro le ayude a aprender más sobre cómo mantenerse saludable durante su embarazo.

Capítulo Uno

IMPORTANCIA DE LA ALIMENTACIÓN DURANTE EL EMBARAZO

Siempre es importante considerar qué tipo de alimentos está comiendo durante el embarazo y no mirar la cantidad. Los estudios demuestran que las mujeres sólo necesitan consumir 450 calorías adicionales durante el embarazo, y esto es sólo cuando el bebé comienza a crecer rápidamente. Usted puede consumir fácilmente estas calorías adicionales consumiendo un tazón de cereal con leche entera. Incluso si usted aumenta su ingesta de alimentos, debe asegurarse de que consume sólo alimentos nutritivos, ya que esto ayudará con el desarrollo y el crecimiento de su bebé.

Comer bien durante el embarazo

La mayoría de las mujeres se sorprenden al notar que han aumentado 35 libras durante su embarazo, especialmente cuando un bebé pesa sólo una cuarta parte de eso. Las libras que aumentes se sumarán de la siguiente manera, pero esto variará de una mujer a otra.

- 7.5 libras: El peso de su bebé

- 7 libras: La grasa almacenada, las proteínas y otros macro y micro nutrientes
- 4 libras: La sangre adicional
- 4 libras: Los líquidos adicionales en el cuerpo
- 2 libras: Los senos grandes
- 2 libras: El útero más grande
- 2 libras: El líquido amniótico que rodea a su bebé
- 1.5 libras: La placenta en el útero

Es cierto que el patrón de aumento de peso variará de una mujer a otra durante el embarazo. Hay algunas mujeres que ganarán menos peso si ya estaban con algunas libras de más antes de quedar embarazadas, mientras que hay otras que pesarán mucho más si tienen trillizos o gemelos. También puede aumentar muy poco de peso si estaba por debajo de su peso antes de su embarazo. Está bien aumentar de peso, pero es importante saber por qué ha aumentado de peso. La principal fuente de alimento para su bebé son los alimentos que usted consume durante su embarazo. Recientemente la gente comenzó a entender que existe un vínculo muy fuerte entre los alimentos que usted consume y la salud de su bebé. Es por esta razón que los médicos dicen que usted nunca debe beber alcohol, incluso si es una cantidad pequeña, durante su embarazo.

Es importante que recuerde que la comida extra que consume no sólo debe de ser calorías. La comida debe ser nutritiva. Por ejemplo, el calcio ayudará a mantener los huesos y los dientes fuertes, y cuando usted consume calcio adicional estará fortaleciendo los huesos de su bebé. Lo mismo se puede decir de todos los alimentos que usted come.

Nutrición para las futuras mamás
Una dieta equilibrada incluirá carbohidratos, proteínas,

vitaminas, grasas, minerales y al menos dos litros de agua. Usted puede usar las pautas proporcionadas por el gobierno de los Estados Unidos para determinar el número de porciones de alimentos que debe consumir todos los días. Siempre es una buena idea consumir diferentes tipos de alimentos ya que eso le ayudará a mantenerse saludable.

Cada alimento que usted compre tendrá una etiqueta que le informará sobre los diferentes tipos de nutrientes que se encuentran en dicho alimento. La cantidad diaria recomendada o que está presente en la etiqueta del alimento le indicará qué cantidad de cada nutriente debe consumir todos los días. La dosis diaria recomendada para la mayoría de los nutrientes suele ser alta durante el embarazo.

Veamos algunos nutrientes que usted debe consumir, y los alimentos que contienen esos nutrientes:

- Proteína: Este nutriente es esencial para la producción de sangre nueva y el crecimiento celular. Las mejores fuentes de alimento para este nutriente son las aves de corral, los frijoles, las claras de huevo, la mantequilla de maní, la carne magra, el pescado y el tofu.
- Carbohidratos: Este nutriente es esencial para la producción de energía. Las mejores fuentes de alimento para este nutriente son los cereales, las patatas, el arroz, el pan, las frutas, las verduras y la pasta.
- Calcio: Este nutriente es esencial para mantener la fuerza de los dientes y los huesos, para la contracción muscular y la función nerviosa. Las mejores fuentes de alimento para este nutriente son el queso, la leche, las sardinas, el salmón, el yogur y las espinacas.
- Hierro: Este nutriente es esencial para la

producción de glóbulos rojos para prevenir la anemia. Las mejores fuentes de alimento para este nutriente son las espinacas, la carne roja magra, los cereales y panes fortificados con hierro y granos enteros.

- Vitamina A: Este nutriente es esencial para mantener una buena visión, ayudar en el crecimiento de los huesos y mantener una piel saludable. Las mejores fuentes de alimento para este nutriente son las verduras de hojas oscuras, las zanahorias y las batatas.

- Vitamina C: Este nutriente es esencial para mantener los dientes y las encías saludables. También mejora la capacidad del cuerpo para absorber el hierro. Las mejores fuentes de alimento para este nutriente son el brócoli, los cítricos, los jugos fortificados y los tomates.

- Vitamina B6: Este nutriente mejora la capacidad del cuerpo para utilizar eficazmente los carbohidratos, las grasas y las proteínas. Las mejores fuentes de alimento para este nutriente son los cereales integrales, el cerdo, el plátano y el jamón.

- Vitamina B12: Este nutriente se utiliza para mantener y mejorar el funcionamiento del sistema nervioso. Las mejores fuentes de alimento para este nutriente son la leche, las aves, el pescado y la carne.

- Vitamina D: Este nutriente ayuda a mejorar la capacidad del cuerpo para absorber el calcio. Las mejores fuentes de alimento para este nutriente son los productos lácteos, panes, cereales y leche fortificada.

- Ácido fólico: Los beneficios de este nutriente han

sido discutidos en detalle en el siguiente capítulo. Las mejores fuentes de alimento para este nutriente son la fruta amarilla oscura, los frijoles, las nueces, las verduras de hoja verde y los guisantes.

- Grasa: Este nutriente se almacena como energía en el cuerpo. Las fuentes de alimento para este nutriente son las nueces, la carne, la mantequilla de maní, los productos de leche entera, los aceites vegetales y la margarina.

Todos los científicos saben que la salud de su bebé depende de los alimentos que usted consume. Usted debe cuidar su dieta incluso antes de quedar embarazada. Por ejemplo, los estudios muestran que el ácido fólico es uno de los únicos nutrientes que puede ayudar a reducir el riesgo de desarrollar defectos del tubo neural durante las primeras etapas de desarrollo del feto. Es por esta razón que es importante que usted consuma este mineral en grandes cantidades antes de su embarazo y durante las primeras semanas de su embarazo.

Los médicos siempre sugieren que las mujeres deben tomar suplementos de ácido fólico durante el embarazo, especialmente durante las primeras cuatro semanas. Si usted está considerando el embarazo, debe hablar con su médico acerca de su consumo de ácido fólico. Otro nutriente importante que usted debe considerar es el calcio. Este mineral es esencial para el desarrollo y crecimiento de su bebé. Debido a que su bebé absorberá el calcio de los alimentos que usted contiene, usted debe aumentar su consumo para prevenir cualquier pérdida de calcio de sus huesos. Su médico también le dará algunas vitaminas prenatales que tendrán más ácido fólico y calcio.

Las mejores fuentes de calcio son los productos lácteos y

la leche. Si usted tiene intolerancia a la lactosa o tiene náuseas cuando toma leche o consume productos lácteos, puede pedirle a su médico que le recete algunos suplementos de calcio. Usted es intolerante a la lactosa si desarrolla gases, tiene hinchazón alrededor de su estómago y tiene diarrea cuando come productos lácteos o bebe leche. Usted puede usar productos lácteos sin lactosa o tomar una cápsula de lactasa para ayudarlo a digerir la lactosa. Otros alimentos ricos en calcio son el salmón, sardinas, brócoli, tofu, jugos fortificados con calcio y espinacas.

Se recomienda que no comiences una dieta vegana durante el embarazo. Si usted siempre fue vegetariana o vegana, puede continuar esta dieta durante su embarazo, pero necesitará tener cuidado con los alimentos que consume. Será difícil obtener la nutrición adecuada cuando no se consume pollo, pescado, huevos, leche y queso. Usted necesitará tomar suplementos de proteína y suplementos de vitamina D y vitamina B12.

Usted debe consultar a un médico y a un nutricionista durante su embarazo para asegurarse de que usted y su bebé reciban la nutrición requerida.

Antojos de comida durante el embarazo

Usted probablemente conoce a muchas mujeres que han tenido antojos durante su embarazo, y es posible que usted también haya tenido algunos antojos. Hay algunas teorías que afirman que el deseo de una mujer por un tipo específico de alimento durante el embarazo indicará que el cuerpo de la mujer carece de los nutrientes presentes en ese alimento. Esto definitivamente no es una suposición correcta, y los médicos e investigadores todavía no están seguros de por qué las mujeres tienen estos antojos.

Durante su embarazo, algunas mujeres anhelan fruta,

comida reconfortante como cereales, puré de papas y pan tostado, chocolates y comida picante. Algunas mujeres también tienen antojo de almidón de maíz, arcilla y otros artículos no alimenticios. Si usted consume cosas que no son comida, se pondrá en peligro a sí misma y a su bebé. Si usted tiene antojos no alimenticios, debe consultar a su médico inmediatamente.

Está bien ceder en sus antojos si se asegura de consumir alimentos nutritivos en sus otras comidas. Usted se encontrará anhelando diferentes tipos de alimentos sólo durante los primeros meses de su embarazo.

Alimentos y bebidas que se deben evitar durante el embarazo

Usted nunca debe consumir alcohol durante su embarazo porque no es seguro para usted o su bebé. También debe consultar con su médico antes de consumir cualquier producto herbario o tomar cualquier suplemento vitamínico, ya que pueden dañar el desarrollo y el crecimiento del feto. Hay algunos médicos que dicen que usted puede consumir dos tazas de café, soda o té todos los días ya que esta cantidad de cafeína no le hará daño a usted ni a su bebé. Dicho esto, es aconsejable evitar la cafeína por completo si es posible, ya que la cafeína puede causar numerosos problemas y abortos espontáneos. Trate de cambiar a productos descafeinados o limite su consumo de cafeína. Examinaremos algunos de los diferentes alimentos que debe evitar en el último capítulo del libro.

Manejo de algunos problemas comunes

- *Estreñimiento*

Las mujeres embarazadas a menudo tienen estreñimiento debido al hierro que está presente en las vitaminas prenatales. Hay muchos otros factores que también pueden causar estreñimiento. Es por esta razón que usted debe comer más fibra durante su embarazo. Trate de consumir por lo menos treinta gramos de fibra todos los días. Las mejores fuentes de fibra son los cereales, los panes integrales, los panecillos, las frutas y las verduras.

Hay algunas personas que usan sustitutos en forma de bebidas o tabletas, pero es importante que consulte con su médico antes de consumir estos productos. Usted debe evitar el uso de laxantes a menos que su médico le pida específicamente que los consuma. También debe evitar beber aceite de ricino, ya que afectará la capacidad de su cuerpo para absorber las vitaminas y minerales necesarios de los alimentos que consume.

Si usted tiene estreñimiento regularmente, debe pedirle a su médico un laxante. Usted debe asegurarse de beber mucha agua y aumentar su consumo de fibra. Si no lo hace, empeorará el estreñimiento. Si usted tiene la energía, debe tratar de hacer ejercicio ya que esto ayuda a evitar el estreñimiento. Beba suficiente agua durante el día. Siempre beba dos vasos de agua después de la comida para que le sea más fácil mover los alimentos a través del sistema digestivo. También puede consumir caldo, sopas o té.

* *Gas*

Los alimentos como las espinacas, el brócoli, los alimentos fritos y la coliflor pueden provocar gases o acidez estomacal en algunas mujeres durante el embarazo. Si usted siente que esto le sucede a usted, debe consumir una dieta en la que consuma sustitutos de estos alimentos. También debe tratar de evitar las bebidas carbonatadas, ya que pueden causar acidez estomacal y gases.

- ***Náusea***

La mayoría de las mujeres tienen náuseas durante el primer trimestre. Por lo tanto, en lugar de evitar la comida, debe tratar de consumir pequeñas porciones de comida que sea blanda, como galletas saladas o tostadas. También puede consumir alimentos hechos con jengibre. Veamos algunos consejos que le ayudarán a combatir las náuseas.

- Nunca tome sus vitaminas prenatales con el estómago vacío. Se recomienda que consuma estas vitaminas antes de acostarse si ha comido un bocadillo.
- Trate de consumir un pequeño bocadillo cada vez que se levante por la mañana para usar el baño.
- Trate de chupar caramelos duros.

Capítulo Dos

NUTRIENTES IMPORTANTES

Ahora que sabe por qué es importante centrarse en el tipo de alimentos que está comiendo, echemos un vistazo a algunos de los macronutrientes y micronutrientes que debe consumir durante su embarazo.

Macronutrientes

- *Energía*

La cantidad de energía que consuma determinará la cantidad de peso que gane durante su embarazo. Es importante recordar que usted necesitará comer la cantidad requerida de energía durante su embarazo para asegurarse de que su cuerpo reciba la cantidad usual y también para apoyar el crecimiento y desarrollo del feto. La energía extra que usted consume ayudará en el crecimiento y desarrollo de tejido existente y tejido nuevo. Usted no encontrará que necesita más energía durante el primer trimestre de su embarazo. Es sólo a partir del segundo trimestre que usted necesitará más energía.

El crecimiento del tejido en la madre y el feto es más a partir del segundo trimestre. Dicho esto, la energía que una mujer embarazada necesita durante su embarazo depende de muchos otros factores como el índice de masa corporal (IMC) antes del embarazo, la tasa metabólica y los niveles de actividad física. Por lo tanto, usted debe adaptar su necesidad de energía dependiendo de su cuerpo.

El cálculo global sugiere que las mujeres embarazadas necesitan consumir al menos 9260 kilo Joules (kJ) de energía al día. Debe asegurarse de que le proporciona a su cuerpo la cantidad necesaria de energía para reducir el riesgo de abortos espontáneos, nacimientos prematuros. Cuando le das menos energía a tu cuerpo, tu peso se reducirá automáticamente. Sin embargo, hay muy poca investigación para determinar si el consumo de energía puede ser restringido.

Se realizó un estudio sobre 384 sujetos y un análisis basado en tres ensayos. Este estudio reportó que las mujeres que aumentaron demasiado peso durante el embarazo o que tenían sobrepeso antes del embarazo pueden reducir su consumo de energía para obtener su peso gestacional ideal. Sin embargo, dos de estos ensayos informaron que cualquier reducción en el consumo de energía podría tener efectos adversos sobre el peso del recién nacido. Es importante prevenir la obesidad materna, pero también es importante reducir el riesgo de cualquier complicación durante el parto. Dado que hay muy pocas pruebas, se aconseja que las mujeres embarazadas no reduzcan el consumo de energía.

• *Proteína*

La proteína es un macronutriente que se requiere para desempeñar funciones biológicas tanto estructurales como funcionales. La principal fuente de proteínas en todo el mundo proviene de alimentos vegetales como los cereales, las nueces y las legumbres, seguidos de los alimentos de origen animal y los productos lácteos. Existen algunas fuentes alternativas de proteínas como bacterias, hongos y algas. Éstas se conocen como "micro proteínas". La calidad de la proteína se determina en función de su capacidad para satisfacer las necesidades de aminoácidos y nitrógeno que son necesarios para su mantenimiento, crecimiento y reparación y su digestibilidad. La proteína animal se considera una proteína completa, ya que proporciona la cantidad necesaria de nitrógeno y aminoácidos indispensables. Las proteínas de origen vegetal son proteínas incompletas ya que serán deficientes en al menos una proteína como la treonina o la lisina.

De acuerdo con las recomendaciones actuales del Gobierno de los Estados Unidos, el consumo de al menos un 16,1% de proteína de la energía total es adecuado para las mujeres embarazadas. Habrá algunos ajustes que su cuerpo hace en el metabolismo de las proteínas durante las primeras semanas del embarazo. Esto se hace para mantener la homeostasis en el cuerpo de la madre mientras se acomodan las necesidades y demandas del feto. Los estudios muestran que la proteína se sintetiza en grandes cantidades a partir del segundo trimestre para satisfacer las necesidades del feto. Si usted está bien nutrida, estos cambios ayudarán a conservar el nitrógeno y las proteínas, y también promoverán la acumulación de proteínas para asegurar que el feto obtenga la nutrición requerida.

• *Fibra, índice glucémico y carga glucémica*

Usted puede obtener carbohidratos de numerosas fuentes, y cada uno de estos alimentos tiene una tasa de digestión diferente. Por lo tanto, el efecto de estos alimentos afectará los niveles de insulina y los niveles de glucosa en sangre de manera diferente. El índice glucémico de cada fuente cuantificará la respuesta de su cuerpo inducida por los carbohidratos. Los alimentos como el pan blanco, las patatas y el arroz tienen un alto índice glucémico y provocan un fuerte aumento de los niveles de glucosa en sangre cuando se consumen. Los niveles también disminuyen rápidamente una vez que el alimento ha sido digerido. Los alimentos como los productos lácteos y la fruta tienen un índice glucémico bajo, y los carbohidratos en estos alimentos se digieren lentamente. Esto resulta en una respuesta baja a la glucosa. La carga glucémica tendrá en cuenta tanto la cantidad de carbohidratos como el índice glucémico de los alimentos. Puede calcular la carga glucémica en los alimentos multiplicando el contenido de carbohidratos por el índice glucémico.

La fibra dietética es el carbohidrato vegetal que consumimos. Estos carbohidratos no pueden ser digeridos por el sistema digestivo humano. La fibra dietética incluye la fibra resistente al almidón que se obtiene del arroz y la papa cocidos, y la fibra soluble, que se obtiene de vegetales, frutas y legumbres. Los médicos e investigadores aconsejan a las mujeres que consuman alimentos con un índice y carga glucémicas baja, y alimentos ricos en fibra para modular y mantener los niveles de glucosa en sangre, reducir el estreñimiento y también reducir los niveles de colesterol en sangre.

• *Ácidos Grasos*

Por debajo de los ácidos grasos esenciales se encuentran los ácidos grasos de cadena corta, incluidos los ácidos alfalinoléico y linoléico, y los derivados de cadena larga, incluido el ácido docosahexaenoico (DHA), el ácido eicosapentaenoico (EPA) y el ácido araquidónico (AA). Estos ácidos grasos son necesarios para la formación de los tejidos y se utilizan para construir las membranas celulares. Algunos alimentos ricos en estos ácidos grasos incluyen pescados grasos como el salmón y la caballa y algunos suplementos de aceite de pescado. La concentración de estas grasas disminuye en el cuerpo durante el embarazo en al menos un 40%. Por lo tanto, es importante que la mujer aumente su ingesta de ácidos grasos, especialmente los ácidos grasos de cadena larga. Esta es la única manera en que la madre puede satisfacer las necesidades nutricionales de su cuerpo y del feto. El DHA puede ayudar a desarrollar la retina y el cerebro en el feto. La EPA puede ayudar a reducir la producción de tromboxano A2. Si usted no puede consumir la cantidad requerida de vitamina D a través de su dieta, debe pedirle a su médico que le sugiera algunos suplementos.

Micronutrientes en el embarazo

- *Folato*

El folato está presente en el extracto de levadura, los cítricos como las naranjas y las verduras de hoja verde. Es una vitamina hidrosoluble. Hay algunos cereales para el desayuno y pan que están fortificados con ácido fólico, que es la forma más estable y sintética de folato. Esta vitamina actúa como una coenzima durante los ciclos de metilación en el cuerpo, y ayuda a transferir carbono a través del cuerpo. Es integral para la síntesis de neurotransmisores y ADN. Esta vitamina también se utiliza en la síntesis de proteínas, la multiplicación de células y el metabolismo de aminoácidos. Esto hace que sea importante que las mujeres embarazadas aumenten su ingesta de folato durante las primeras semanas de embarazo, ya que el feto crecerá rápidamente debido a la división celular y al crecimiento de los tejidos. La deficiencia de folato resultará en la acumulación de homocisteína. Esto aumentará el riesgo de preeclampsia y anomalías o anormalidades en el feto.

Es importante consumir ácido fólico durante las primeras semanas del embarazo para reducir el riesgo de desarrollar defectos del tubo neural. El tubo neural se desarrolla en las primeras semanas del embarazo y es importante tomar suplementos de ácido fólico para ayudar en el crecimiento del tubo.

• *Vitamina A*

La vitamina A puede derivarse de los carotenoides provitamínicos y los retinoides preformados. Los retinoides, como el ácido retinoico y el ácido retiniano, pueden obtenerse de diferentes fuentes animales, incluyendo el aceite de hígado de pescado, los lácteos y los huevos. Los carotenoides como el betacaroteno se pueden obtener de numerosas plantas como las verduras amarillas u oscuras como las batatas, las zanahorias y la col rizada. Estos compuestos son convertidos en vitamina A por el cuerpo y almacenados en el hígado. Algunas funciones fisiológicas de la vitamina A son el metabolismo óseo, el crecimiento, la transcripción de genes y la función inmunitaria. Esta vitamina mejora las actividades antioxidantes en el cuerpo. Se aconseja a las mujeres que consuman más vitamina A durante el embarazo, ya que esta vitamina se utilizará para apoyar el crecimiento del feto y mantener los tejidos. Si usted no puede obtener la ingesta requerida de vitamina A, puede consumir suplementos. Los efectos de la vitamina A en el cuerpo durante el embarazo varían, y es necesario realizar más investigaciones para comprenderlo mejor. Sin embargo, es importante que las mujeres controlen los niveles de vitamina A en su cuerpo para asegurarse de que la vitamina no se está acumulando en el hígado, lo que conduce a la toxicidad.

- ***Vitamina B1 (Tiamina), Vitamina B3 (Niacina), Vitamina B6 (Piridoxina), Vitamina B2 (Riboflavina) y Vitamina B12 (Cianocobalamina)***

La vitamina B es una vitamina compleja e incluye B1 (Tiamina), B3 (Niacina), B6 (Piridoxina), B2 (Riboflavina) y B12 (Cianocobalamina). Estas vitaminas son solubles en agua y son utilizadas por el cuerpo para la producción de energía en las células. También es necesario para el metabolismo de grasas, carbohidratos y proteínas. Estas vitaminas también actúan como coenzimas y se utilizan en numerosas vías metabólicas para la formación de células de la sangre y también en la generación de energía. La vitamina B12 trabaja con el folato para generar metionina a partir de la homocisteína. Este proceso es necesario para la metilación de neurotransmisores, fosfolípidos, proteínas, ADN y ARN. Una deficiencia en estas vitaminas afectará negativamente el crecimiento de las células y el crecimiento de los tejidos nerviosos. Se aconseja a las mujeres que tomen vitaminas prenatales durante el embarazo, y estas vitaminas contienen vitamina B.

El complejo vitamínico B puede encontrarse en grandes cantidades en cereales fortificados, verduras de hoja verde, legumbres y productos de origen animal, incluidos los productos lácteos, el pescado, las aves de corral y la carne. Las mujeres embarazadas deben aumentar su ingesta de vitamina B, ya que hay un aumento de la proteína y la energía requerida por el cuerpo.

- ***Vitamina C y E***

La vitamina E y la vitamina C son vitaminas liposolubles y solubles en agua. La vitamina E es un grupo de ocho compuestos que se obtienen de las plantas, de los cuales cuatro son tocotienoles, es decir, alfa, beta, gamma y delta, y cuatro tocoferoles, es decir, alfa, beta, gamma y delta también. El alfa-tocoferol es un compuesto biológicamente activo. La vitamina C se puede encontrar en una variedad de frutas y verduras como cítricos, brócoli, tomates y guayabas. La vitamina E se puede encontrar en los aceites vegetales, el aceite de germen de trigo, algunas verduras de hoja y nueces. Las vitaminas C y E aumentan la formación de radicales en el cuerpo, lo que ayuda a reducir el estrés oxidativo. Estas vitaminas también mejoran el sistema inmunológico. La vitamina C también aumenta la síntesis de colágeno. Este compuesto es uno de los componentes principales de los tejidos conectivos, y mejora la capacidad del cuerpo para absorber hierro, reduciendo así la deficiencia de hierro y previniendo la anemia megaloblástica.

Durante el embarazo, el cuerpo transporta la vitamina C consumida a la placenta. Esto reduce la cantidad de vitamina C en el cuerpo de la madre, aumentando así la ingesta diaria a 85 miligramos al día.

• *Vitamina D*

La vitamina D es un nutriente esencial requerido para mantener la integridad de los huesos y también para mantener la homeostasis del calcio en el cuerpo. La vitamina D también es necesaria para el desempeño de algunas funciones extra esqueléticas, incluyendo su papel en la reducción de la inflamación, la mejora de la función del sistema inmunológico, la angiogénesis y el metabolismo de la glucosa. También se utiliza en la regulación de la expresión y transcripción de genes. El cuerpo absorbe la vitamina D cuando se expone al sol. También puede obtener vitamina D de pocos alimentos como productos lácteos fortificados y pescado. Si usted no cumple con la ingesta requerida de vitamina D, puede tomar algunos suplementos en forma de ergocalciferol (vitamina D2) y colecalciferol (vitamina D3).

Cuando la vitamina D es sintetizada o ingerida, primero se descompone en el hígado para formar la vitamina hidroxivitamina D (25(OH) D). Esta forma de la vitamina es la que puede circular. La cantidad de esta forma de la vitamina en el cuerpo se utiliza para determinar si hay una deficiencia o no. La vitamina D también se descompone en los riñones para crear la forma activa de la vitamina, 1,25-dihidroxivitamina D (1,25(OH) 2D3).

La deficiencia de vitamina D puede atribuirse a la piel pigmentada, a la falta de exposición a la luz solar debido a un estilo de vida sedentario, al uso de ropa protectora o bloqueador solar y a un bajo consumo de alimentos fortificados. Es importante controlar su ingesta de vitamina D y también prevenir una deficiencia, especialmente durante el embarazo.

• *Calcio*

El calcio es uno de los nutrientes más esenciales para fortalecer los huesos. También es un componente importante que se encuentra en las membranas alrededor de las células. Este mineral se utiliza en numerosos procesos biológicos, incluyendo contracciones musculares, homeostasis hormonal, transducción de señales y homeostasis enzimática. También es importante mejorar la función de las neuronas. Algunas de las mejores fuentes de calcio son los productos lácteos y la leche, pero este mineral también se puede obtener de alimentos fortificados como alternativas a los lácteos y harina, verduras de hoja verde y nueces.

Durante el embarazo, el cuerpo de la madre transferirá automáticamente el calcio de la placenta al feto. Es por esta razón que la necesidad de calcio de la madre aumenta, especialmente durante el tercer trimestre. El calcio se utiliza eficazmente durante el embarazo debido a los cambios en la fisiología de la madre. Durante el embarazo, el cuerpo de la mujer absorberá más calcio debido a los cambios hormonales en el cuerpo. Los riñones también retienen el calcio en sus túbulos durante el embarazo. Una mujer puede satisfacer el consumo requerido de calcio sólo a través de su dieta, pero se pueden tomar suplementos para asegurar que haya un equilibrio en los niveles de calcio en el cuerpo de la mujer.

La deficiencia de calcio puede provocar parestesia, tétanos, temblores, calambres musculares y osteopenia. También puede llevar a un retraso en el crecimiento del feto, una mineralización deficiente en los huesos y el peso corporal bajo peso al nacer. Los estudios muestran que las mujeres que consumen muy poco calcio pueden desarrollar trastornos hipertensivos durante el embarazo.

• *Hierro y Yodo*

El hierro es uno de los muchos nutrientes que ayuda a regular el metabolismo, crecimiento y desarrollo a través de la síntesis de las hormonas triyodotironina (T3) y tiroxina (T4). Este nutriente se obtiene de la sal fortificada, pero también se puede obtener de varios mariscos y algas marinas. El yodo también se puede obtener de plantas y productos lácteos que han sido obtenidos de alimentos fortificados con yodo o sembrados en suelos ricos en yodo. Las alteraciones hormonales y las exigencias metabólicas durante el embarazo aumentan la necesidad de yodo. Las demandas aumentan porque la producción de la hormona tiroidea durante el primer trimestre aumenta en un 50% y la excreción de yodo también aumenta en un 50%. Sólo más tarde, durante el período de gestación, el yodo pasa a través de la placenta hacia el feto.

Las hormonas tiroideas en la madre y el feto regulan algunos de los procesos clave del desarrollo. Las hormonas regulan el desarrollo del sistema nervioso en el feto, y también ayudan en la formación de la mielina y las sinapsis, y el crecimiento de las células nerviosas. Sólo necesitará consumir pequeñas cantidades de yodo para prevenir la deficiencia. Sin embargo, los trastornos por carencia de yodo son la principal causa de las deficiencias cognitivas en el feto. Otras consecuencias de las deficiencias de yodo son un menor Cociente Inteligente (CI) en niños, abortos espontáneos y bocio congénito.

• *Hierro*

El hierro es esencial para la síntesis de mioglobina y hemoglobina en la sangre. Es un nutriente vital utilizado para numerosas funciones celulares, incluyendo la respiración, el transporte de oxígeno, la regulación genética, el crecimiento y el funcionamiento de las enzimas que están compuestas de hierro. Es por esta razón que es necesario que la cantidad correcta de hierro se almacena en el cuerpo para asegurar la homeostasis. Dicho esto, la deficiencia de hierro es una de las deficiencias más comunes en todo el mundo. Las mujeres embarazadas tienen bajo contenido de hierro en su cuerpo porque no consumen los alimentos adecuados para mejorar la capacidad del cuerpo para absorber el hierro. También pueden tener deficiencia de hierro si son afectados por cualquier parásito. Es por esta razón que es importante aumentar su consumo de alimentos de origen vegetal como las verduras de hoja verde. Estos vegetales contienen hierro no carbonatado que se utiliza en diferentes funciones corporales. Dicho esto, el cuerpo absorbe fácilmente el hierro de la carne animal y del pescado, y es por ello que estos productos son la principal fuente de hierro para los mamíferos.

Durante el embarazo, la necesidad de hierro aumenta a 7.5 miligramos por día, aunque es difícil determinar la cantidad requerida durante el tercer trimestre. El hierro es necesario para satisfacer las necesidades del feto, para la expansión de la masa de eritrocitos en la madre y para compensar la pérdida de hierro. Debido a que el hierro requerido durante el embarazo aumenta durante el embarazo, las probabilidades de desarrollar una deficiencia de hierro también aumentan. Un estudio realizado por la OMS concluyó que cerca del 38,2% de las mujeres embarazadas tienen una deficiencia de hierro y son anémicas.

Se sabe que la anemia y la deficiencia de hierro aumentan el riesgo de nacimiento prematuro, los lactantes SGA o LBW, la disminución de la inmunidad contra enfermedades e infecciones, el deterioro de las funciones corporales en la madre y el desarrollo anormal de la función cognitiva y el desarrollo psicomotor en el feto.

• *Zinc*

El zinc es uno de los nutrientes más importantes que uno debe consumir porque contiene más de 200 enzimas y es un componente estructural en numerosas hormonas, proteínas y nucleótidos. Este mineral tiene las funciones bioquímicas más importantes ya que ayuda en la síntesis de proteínas y también ayuda a descomponer los ácidos nucleicos en el cuerpo humano. Este mineral también ayuda en la expresión génica, división celular, cicatrización de heridas, función inmunológica y neurológica, defensas antioxidantes y visión.

El zinc se puede encontrar en diferentes tipos de alimentos, pero grandes cantidades de este mineral se encuentran en mariscos, nueces, leche y carne. Las dietas ricas en fibra reducen la cantidad de zinc que se encuentra en el cuerpo. La cantidad de zinc presente en el cuerpo se puede medir comprobando los niveles de zinc en el plasma o en el suero de la sangre. Los valores variarán dependiendo del sexo, la edad, los factores fisiológicos como la infección o el estrés y la hora del día. Debido a esto se hace difícil para las personas determinar con precisión si son deficientes. Sin embargo, se estima que cerca del 82 por ciento de las mujeres embarazadas tienen deficiencia de zinc. Los médicos recomiendan que las mujeres embarazadas consuman al menos quince miligramos de zinc del segundo trimestre.

Los estudios muestran que cerca de medio millón de muertes infantiles al año ocurren debido a la deficiencia de zinc, y esto es especialmente cierto en los países en desarrollo. La deficiencia de zinc se ha asociado con el trabajo de parto prolongado, el retraso del crecimiento intrauterino, la hipertensión inducida por el embarazo, el deterioro de la inmunidad y los nacimientos prematuros y postnatales. Si su cuerpo tiene problemas para absorber el zinc, puede provocar un aborto espontáneo o mal funcionamiento congénito.

Se realizaron dos estudios separados para comprender los efectos del zinc durante el embarazo. Estos estudios informaron que el uso de suplementos de zinc durante el embarazo ayudó a reducir el riesgo de parto prematuro en al menos catorce por ciento. Dicho esto, no hubo efecto de estos suplementos sobre la mortalidad neonatal, el peso al nacer y los trastornos hipertensivos. Los médicos creen que el zinc ayuda a reducir el riesgo de parto prematuro al reducir el riesgo de infecciones durante el embarazo.

Capítulo Tres

ALIMENTOS SANOS ES IGUAL A UN BEBÉ SANO

Como se mencionó anteriormente, es importante asegurarse de que usted mantenga su salud durante el embarazo. Es durante este tiempo que usted necesitará proveer a su cuerpo con vitaminas, minerales y nutrientes adicionales. Como se mencionó anteriormente, usted necesitará aumentar su consumo de calorías en 450, pero también necesitará enfocarse en la nutrición. Si usted consume alimentos que no son nutritivos, esto impactará el desarrollo del bebé. El aumento de peso excesivo y los malos hábitos alimenticios pueden aumentar el riesgo de complicaciones durante el parto y la diabetes gestacional. En términos sencillos, si decide consumir alimentos nutritivos, puede garantizar la salud de su bebé y la suya propia. También hará que sea muy fácil para usted perder todo el peso que engordó durante el embarazo una vez que haya dado a luz. Este capítulo enumera algunos de los mejores alimentos que debe consumir durante el embarazo.

. . .

Productos Lácteos

Es importante que aumente su consumo de calcio y proteínas durante el embarazo para asegurarse de que satisface las necesidades de su bebé. Hay dos proteínas de alta calidad que se encuentran en los productos lácteos - suero y caseína. La leche es también una de las mejores fuentes de calcio, y proporciona grandes cantidades de magnesio, vitamina B, zinc y fósforo. Los médicos aconsejan a las mujeres embarazadas que consuman yogur, especialmente el yogur griego, ya que contiene más proteínas y calcio en comparación con otros productos lácteos. Hay algunos tipos de yogur que también contienen bacterias probióticas que ayudan en la digestión. Si usted tiene intolerancia a la lactosa, puede tolerar el yogur probiótico. También puede tomar algunos suplementos probióticos para reducir el riesgo de cualquier complicación que pueda surgir durante el embarazo como infecciones vaginales, diabetes gestacional, preeclampsia y alergias.

Legumbres

Las legumbres son un grupo de alimentos que incluye guisantes, lentejas, garbanzos, cacahuetes, frijoles y soja. Las legumbres son ricas en proteínas, folato, calcio y hierro, y son la mejor fuente de fibra. Su cuerpo necesita cada uno de estos nutrientes en grandes cantidades durante el embarazo. El folato es una vitamina esencial que ayuda a mantener la salud tanto del feto como de la madre. Desafortunadamente, la mayoría de las mujeres no consumen la cantidad requerida de folato durante su embarazo, lo cual puede llevar a un bajo peso al nacer y a defectos del tubo neural. Es por esta razón que usted debe aumentar su consumo de folato durante el primer trimestre. La insuficiencia de folato también puede afectar el sistema inmunológico de su hijo, lo que puede dejarlo indefenso ante algunas enfermedades e infecciones. Las legumbres son ricas en folato, y una porción de lentejas proporciona al menos el noventa por ciento de la ingesta requerida de folato.

Batatas

Las batatas son ricas en un compuesto vegetal llamado betacaroteno. Este compuesto ayuda a convertir la vitamina A en el cuerpo humano en una forma utilizable. Esta vitamina ayuda en el desarrollo y crecimiento de los tejidos y células del feto, y es extremadamente importante para el desarrollo del feto. Los médicos recomiendan que las mujeres embarazadas deben aumentar su consumo de vitamina A en al menos un 40 por ciento. Dicho esto, también se les aconseja reducir su ingesta de vitamina A de origen animal, ya que esto puede conducir a la toxicidad en el cuerpo. Las batatas son ricas en betacaroteno, y una taza de batata cocida al día es suficiente para satisfacer el requerimiento diario de betacaroteno. Las batatas también contienen fibra. Este nutriente reducirá los picos de azúcar en la sangre, mejorará la digestión, mejorará la movilidad y saciará su hambre.

Salmón

El salmón es una de las mejores fuentes de ácidos grasos omega-3, y la mayoría de las personas, especialmente las mujeres embarazadas, no consumen la cantidad requerida de ácidos grasos omega-3 a través de su dieta. Los ácidos grasos Omega-3 de cadena larga como el EPA y el DHA son esenciales durante el embarazo, y estos ácidos se encuentran en grandes cantidades en los mariscos. Ayudan en el crecimiento y desarrollo de los ojos y el cerebro del feto. Dicho esto, se aconseja a las mujeres que limiten su consumo de mariscos a dos veces por semana o menos, dependiendo del contenido de mercurio en el pescado. Dado que el mercurio es un compuesto fatal, la mayoría de las mujeres evitan el pescado por completo porque se preocupan por su bebé. Esto limita su ingesta de ácidos grasos Omega-3. Los estudios demuestran que las mujeres que consumen al menos dos comidas de bajo contenido de mercurio y pescado graso consumen la cantidad necesaria de ácidos grasos omega-3. Esto ayuda a aumentar los niveles de EPA y DHA en la sangre. El salmón es una de las pocas fuentes naturales de vitamina D, y esta es una vitamina que falta en la dieta de la mayoría de las personas. Esta vitamina soporta la salud de los huesos, mejora la función del sistema inmunológico y ayuda a numerosos procesos que tienen lugar en el cuerpo humano.

Huevos

Los huevos son el mejor alimento para consumir ya que contienen todos los nutrientes que su cuerpo necesita. Un huevo grande es rico en grasa y proteína de alta calidad, y añade 77 calorías a su dieta. Este alimento también es rico en numerosas vitaminas y minerales. Los huevos son la mejor fuente de colina, y este mineral es necesario para una variedad de procesos en el cuerpo humano, especialmente en el desarrollo del cerebro. Una encuesta realizada en los Estados Unidos mostró que cerca del noventa por ciento de la gente consumía muy poca colina. Si usted come menos colina, le hará daño a su feto. Una ingesta baja puede llevar a una disminución de la función en el cerebro del feto y también aumentar el riesgo de desarrollar defectos del tubo neural. Un huevo contiene por lo menos 113 miligramos de colina, y esto cubre por lo menos el veinticinco por ciento de la ingesta requerida.

Hojas verdes y brócoli

Las hojas verdes oscuras y frondosas, como la espinaca y la col rizada, y el brócoli son ricos en nutrientes que toda mujer embarazada debe consumir. Estos nutrientes incluyen vitamina K, vitamina C, vitamina A, potasio, folato, hierro y fibra. Las hojas verdes y el brócoli tienen antioxidantes y compuestos de plantas que ayudan en la digestión y mejoran el sistema inmunológico. Debido a que estos vegetales son ricos en fibra, ayudarán a prevenir el estreñimiento. Como se mencionó anteriormente, este es un problema que la mayoría de las mujeres embarazadas enfrentan. También puede reducir el riesgo de bajo peso al nacer aumentando su consumo de verduras de hoja.

Carne magra

El cerdo, el pollo y la carne de res son las mejores fuentes de proteína magra. El cerdo y la carne de res son ricos en colina, vitamina B y hierro, que son los nutrientes que se requieren en abundancia durante el embarazo. Los glóbulos rojos requieren hierro para aumentar el contenido de hemoglobina. La hemoglobina se utiliza para pasar oxígeno a todas las células del cuerpo. Debido a que el volumen sanguíneo aumenta durante el embarazo, es importante que las mujeres aumenten su consumo de hierro, especialmente durante el tercer trimestre. La deficiencia de hierro durante el primer trimestre puede aumentar el riesgo de que el feto tenga poco peso al nacer y de parto prematuro. A muchas mujeres no les gusta la carne durante el embarazo, y esto les dificulta consumir la cantidad necesaria de hierro a través de su dieta. Para aquellos que pueden comer carne, usted debe consumir por lo menos una porción de carne roja en días alternos para aumentar la cantidad de hierro que usted adquiere a través de su dieta. El consumo de alimentos ricos en vitamina C ayudará a mejorar la capacidad del cuerpo para absorber el hierro.

Aceite de hígado de pescado

El aceite de hígado de pescado se extrae a menudo del bacalao. El aceite se toma del hígado graso. Este aceite es rico en ácidos grasos omega-3 de cadena larga como el DHA y el EPA. Estos son esenciales para el desarrollo del ojo y del cerebro. El aceite de hígado de pescado es rico en vitamina D, y la mayoría de las personas no obtienen suficiente de esta vitamina. Si usted no consume mariscos, necesitará consumir un suplemento de vitamina D u Omega-3. La vitamina D baja aumenta el riesgo de preeclampsia, que es una complicación que hoy en día es potencialmente peligrosa. Esta complicación se caracteriza por la hinchazón de los pies y las manos, proteínas en la orina y presión arterial alta. Cuando usted consume aceite de hígado de bacalao durante las primeras semanas de embarazo, puede asegurarse de que su bebé tenga un peso elevado al nacer. Una porción de este aceite puede ayudarle a satisfacer sus necesidades diarias de vitamina A, vitamina D y ácidos grasos omega-3. Sin embargo, usted debe asegurarse de no consumir demasiado, ya que esto llevará a la toxicidad de la vitamina A en su cuerpo.

Bayas

Las bayas son ricas en vitamina C, antioxidantes y fibra, y están llenas de carbohidratos saludables y agua. La vitamina C mejora la capacidad del cuerpo para absorber el hierro, y esta vitamina también es esencial para mejorar el funcionamiento del sistema inmunológico y mantener la salud de la piel. Las bayas no causan ningún aumento en los niveles de azúcar en la sangre porque tienen un índice glucémico muy bajo. Debido a que estas frutas contienen, tanto fibra como agua, son un gran bocadillo, son nutritivas y tienen un bajo número de calorías.

Granos integrales

Es importante que las mujeres consuman granos enteros durante el embarazo, ya que esto les ayuda a aumentar su ingesta de calorías. Los granos enteros son ricos en compuestos vegetales, fibra y vitaminas en comparación con los granos refinados. La quinua y la avena contienen una buena cantidad de proteínas, y este nutriente es esencial para consumir durante el embarazo ya que ayuda a mantener y reparar los tejidos del cuerpo. Los granos enteros también son ricos en magnesio, vitamina B y fibra.

Aguacates

Los aguacates son probablemente la única fruta rica en ácidos grasos monoinsaturados. Esta fruta también es rica en vitamina K, vitamina B, folato, vitamina E, vitamina C, cobre, potasio y fibra. Dado que los aguacates son ricos en potasio, grasas saludables y folato, los médicos y nutricionistas aconsejan a las mujeres que consuman aguacates. Las grasas saludables ayudan a construir el cerebro, los tejidos y la piel del feto, y el folato reduce el riesgo de desarrollar defectos del tubo neural. Uno de los efectos secundarios del embarazo son los calambres en las piernas, y el potasio ayuda a aliviar estos calambres.

. . .

Fruta Deshidratada

Las frutas secas son ricas en varias vitaminas, minerales y fibra, y altas en calorías. No hay diferencia entre la fruta fresca y la seca, salvo por el hecho de que esta última no tiene agua y es más pequeña en tamaño. Por lo tanto, usted consumirá la ingesta requerida de numerosas vitaminas y minerales incluyendo hierro, potasio y folato cuando consuma una porción de fruta seca. Las ciruelas pasas son ricas en vitamina K, sorbitol, fibra y potasio, y son laxantes naturales. Si usted tiene estreñimiento, debe consumir por lo menos una porción de esta fruta todos los días. Los dátiles son ricos en potasio, compuestos de plantas, fibra y hierro, y es importante que las mujeres consuman dátiles regularmente durante el primer y tercer trimestre, ya que esto ayudará a reducir la necesidad de inducir el parto y también ayudará a facilitar la dilatación del cuello uterino. Los frutos secos también contienen grandes cantidades de azúcar natural, y es por esta razón que se evita el consumo de los frutos secos confitados. La fruta seca ayuda a aumentar su ingesta de nutrientes y calorías, pero los médicos recomiendan que las mujeres consuman sólo una porción de fruta seca al día durante el embarazo.

Agua

El volumen de sangre aumentará en 50 onzas durante el embarazo, y es importante que permanezca hidratada durante el embarazo. Si usted no vigila su consumo de agua, pronto se deshidratará porque su bebé recibirá todo lo que necesita de usted. Algunos de los síntomas de la deshidratación leve son ansiedad, dolores de cabeza, mal humor, disminución de la memoria y cansancio. Cuando usted aumenta su consumo de agua, puede reducir el riesgo de infecciones del tracto urinario y también ayudar a aliviar el estreñimiento. Estos son problemas comunes que las mujeres tienen durante el embarazo. Se aconseja a las mujeres que beban al menos dos litros de agua al día durante este, pero la cantidad varía para cada individuo. También debe tener en cuenta que obtiene agua de alimentos y bebidas como café, té, verduras y frutas. Es importante que beba agua siempre que tenga sed, y que beba la cantidad de agua necesaria para saciar su sed.

Capítulo Cuatro

ALIMENTOS NO SALUDABLES ES IGUAL A UN BEBÉ NO SALUDABLE

Es un hecho conocido que el período o momento más sensible en la vida de una mujer es el embarazo, y es importante que las mujeres consuman una dieta saludable durante ese tiempo. También es importante que las mujeres que están tratando de quedar embarazadas consuman una dieta saludable. Este capítulo enumera diferentes alimentos que las mujeres deben evitar durante el embarazo.

Pescado con alto contenido de mercurio

El mercurio es uno de los elementos más tóxicos, y este elemento se encuentra a menudo en el agua contaminada. No hay ninguna cantidad de Mercurio que se considere segura. Grandes cantidades de mercurio son tóxicas para los riñones, el sistema nervioso y el sistema inmunológico. El mercurio también puede causar problemas de desarrollo en los niños. La mayoría de los peces marinos tienen grandes cantidades de mercurio en su cuerpo, y es por esta razón que se aconseja a las mujeres que consuman sólo una o dos porciones de pescado con alto contenido de mercurio al mes durante su embarazo. Algunos peces que tienen alto contenido de mercurio lo son:

- Atún, especialmente el atún blanco
- Pez espada
- Caballa rey
- Tiburón

Sin embargo, es importante que entienda que cada pez marino no tiene demasiado mercurio. Sólo algunos tipos tienen grandes cantidades de mercurio en su cuerpo. Es esencial que consuma pescado con bajo contenido de mercurio durante su embarazo, y es saludable consumir una porción de este pescado al menos dos veces por semana.

Pescado crudo o poco cocido

El pescado crudo puede conducir a varias infecciones que pueden ser parasitarias, bacterianas o virales como Salmonella, Vibrio, Listeria y norovirus. Algunas de estas infecciones sólo afectan a la madre y a menudo la dejan débil y deshidratada. Algunas infecciones pueden transmitirse al feto y tener consecuencias graves y a veces mortales. La mayoría de las mujeres son vulnerables a la bacteria Listeria durante el embarazo. Los estudios muestran que las mujeres embarazadas son veinte por ciento más propensas a desarrollar una infección causada por Listeria en comparación con la población general. La listeria se encuentra en el suelo, en el agua contaminada y en las frutas y verduras contaminadas. El pescado crudo es a menudo infectado por Listeria durante el ahumado y el secado. Es posible que las madres no muestren ningún síntoma si están afectadas por la Listeria, pero estas bacterias pasarán al feto a través de la placenta. Esto puede llevar a un aborto espontáneo, partos prematuros y otros problemas de salud. Es por esta razón que se aconseja a las mujeres que eviten el pescado crudo durante el embarazo. Esto significa que usted no puede consumir sushi nunca.

Carne cruda, procesada y poco cocida

Usted aumentará el riesgo de desarrollar infecciones por varios parásitos y bacterias, como Listeria, Salmonella, E.coli y Toxoplasma, si come carne cruda o mal cocida. Las bacterias y los parásitos pueden amenazar la salud de su bebé. Si usted está infectado por alguno de estos parásitos, el riesgo de desarrollar enfermedades neurológicas graves o de mortinatos aumenta. El riesgo de desarrollar discapacidades intelectuales, epilepsia y ceguera también aumenta. La mayoría de las bacterias de la carne están presentes en la superficie y se pueden eliminar fácilmente con un lavado. Hay veces en que estas bacterias están presentes dentro de las fibras de los músculos. Se pueden consumir solomillos, "ribeyes" y solomillos de cordero y ternera aunque no estén totalmente cocidos. Es importante recordar que esto es válido sólo para la carne no cortada o entera. La carne cortada, incluyendo hamburguesas, hamburguesas, hamburguesas de carne, carne de cerdo, carne picada y carne de ave, siempre debe consumirse cuando esté completamente cocida. La carne de fiambres y los perros calientes también deben consumirse cuando están completamente cocidos, ya que las bacterias o parásitos pueden contaminarlos durante el almacenamiento o el procesamiento. Es por esta razón que las mujeres siempre deben consumir productos cárnicos procesados sólo cuando están muy calientes.

. . .

Huevos crudos

La mayoría de los huevos crudos están contaminados con salmonela. Sólo la madre muestra síntomas de estar afectada por la salmonela, y estos síntomas incluyen vómitos, náuseas, fiebre, diarrea y calambres estomacales. Sin embargo, estas infecciones pueden provocar nacimientos prematuros y calambres terribles en el útero. Veamos algunos alimentos que contienen huevos crudos:

- Helado casero
- Mayonesa casera
- Huevos escalfados
- Huevos ligeramente revueltos
- salsa holandesa
- Aderezos para ensaladas
- Pastel de glaseado

Los productos comerciales a menudo contienen huevos crudos pasteurizados, y es por esta razón que usted puede consumir estos productos durante su embarazo. Dicho esto, es importante que siempre lea la etiqueta para asegurarse de que los huevos estén pasteurizados. Es importante que cocine huevos o que coma sólo huevos pasteurizados.

Carne de Órganos

La carne de los órganos es rica en vitamina B12, cobre, hierro y vitamina A. Estas vitaminas y minerales son esenciales para la salud del bebé y de la madre. Dicho esto, usted debe evitar el consumo de demasiada carne de órgano, ya que esto aumentará la cantidad de vitamina A, lo que conduce a la toxicidad en el cuerpo. El aumento del consumo de carne de órganos aumentará los niveles de cobre en el cuerpo. Esto resultará en toxicidad hepática y defectos congénitos. Es por esta razón que es importante que las mujeres embarazadas no consuman más de una porción de carne de órgano por semana.

Cafeína

Una de las sustancias psicoactivas más utilizadas es la cafeína, que se encuentra en el té, los cafés, el cacao y los refrescos. Los médicos recomiendan que las mujeres embarazadas limiten su consumo de cafeína a sólo dos tazas de café al día. El cuerpo absorbe la cafeína muy rápidamente, y este compuesto se mueve rápidamente hacia la placenta. Los niveles de cafeína pueden acumularse dentro del feto y la placenta, ya que ninguna de las dos tiene la enzima que puede descomponer la cafeína. Una alta ingesta de cafeína puede aumentar el riesgo de que el bebé nazca con poco peso al nacer y también puede restringir el crecimiento del feto. Tener bajo peso al nacer está directamente relacionado con la diabetes crónica, como las enfermedades cardíacas y la diabetes de tipo II, y la muerte infantil.

Brotes crudos

Los brotes crudos como el trébol, la alfalfa, los brotes de frijol mung y el rábano suelen estar contaminados con salmonela. Estas bacterias prosperan en ambientes húmedos y son imposibles de eliminar de las plantas. Es por esta razón que se aconseja a las mujeres que no consuman germinados crudos. Dicho esto, los brotes una vez cocidos son seguros para consumir.

. . .

Productos sin lavar

La mayoría de las verduras y frutas están contaminadas con varios parásitos y bacterias, incluyendo listeria, toxoplasma, Salmonella y E. coli. Estas bacterias y parásitos pueden adquirirse durante la manipulación o del suelo. Es importante recordar que las verduras y las frutas pueden contaminarse en cualquier momento durante la cosecha, el almacenamiento, la producción, la venta al por menor y el transporte. Las bacterias y los parásitos pueden dañar tanto al bebé como a la madre. El toxoplasma es uno de los parásitos más peligrosos que persisten en las verduras y las frutas. La mayoría de las personas que han ingerido toxoplasma no muestran ningún síntoma, pero hay algunas personas que sí tienen un resfriado o gripe durante más de un mes. Hay veces en que el feto está infectado con toxoplasma, pero los síntomas, como la discapacidad intelectual y la ceguera, sólo aparecen más tarde en la vida. Algunos bebés pueden nacer con daño cerebral u ocular grave. Por lo tanto, cuando usted está embarazada siempre debe enjuagar, pelar y cocinar verduras y frutas para reducir el riesgo de desarrollar infecciones.

Jugo de fruta sin pasteurizar, queso y leche

La leche y el queso crudos y sin pasteurizar contienen algunas bacterias dañinas como E. coli, Salmonella, Campylobacter y Listeria. Lo mismo puede decirse de los zumos no pasteurizados, ya que estos zumos se pueden contaminar fácilmente. Cualquiera de estas infecciones bacterianas puede tener consecuencias que ponen en peligro la vida de su bebé. Algunas de estas bacterias están presentes en estos alimentos y se multiplican debido a la contaminación durante el almacenamiento o la recolección. Una de las mejores maneras de matar eficazmente estas bacterias es a través de la pasteurización. Este proceso no reduce el contenido nutricional de los productos. Es por esta razón que se aconseja a las mujeres que beban zumo de fruta pasteurizado, leche y queso.

Alcohol

Los médicos recomiendan que las mujeres deben evitar el alcohol durante el embarazo, ya que el alcohol aumenta el riesgo de abortos espontáneos. Una pequeña cantidad de alcohol puede afectar severamente el desarrollo del cerebro de su bebé y puede conducir al síndrome de alcoholismo fetal. Como resultado de este síndrome, su bebé puede desarrollar discapacidades intelectuales, deformidades faciales y defectos cardíacos. No hay estudios que puedan probar que pequeñas cantidades de alcohol durante el embarazo no dañen a la madre o al bebé.

Comida chatarra procesada

Durante su embarazo, notará que usted y su bebé están creciendo a un ritmo rápido. Es por esta razón que usted necesita aumentar su consumo de nutrientes saludables incluyendo hierro, proteína y folato. Es cierto que usted comerá por dos, pero no necesita duplicar su ingesta calórica. Como se mencionó anteriormente, usted sólo necesitará aumentar su consumo calórico en 450 calorías. Durante su embarazo, usted necesitará consumir alimentos ricos en nutrientes para asegurarse de que satisface las necesidades de su cuerpo y el de su bebé. La comida chatarra procesada no tiene nutrientes y es rica en grasas, azúcar y calorías añadidas. Los estudios muestran que la azúcar añadida puede aumentar el riesgo de desarrollar numerosas enfermedades como la enfermedad cardíaca y la diabetes tipo 2. Es necesario que aumente de peso durante el embarazo, pero este aumento de peso excesivo puede conducir a diferentes enfermedades, como la diabetes gestacional, y complicaciones en el parto. También puede aumentar el riesgo de dar a luz a un niño con sobrepeso, lo que llevará a algunos problemas de salud a largo plazo.

Capítulo Cinco

ALGUNOS CONSEJOS IMPORTANTES

Es importante asegurarse de que consume los alimentos adecuados durante el embarazo para garantizar la salud de su bebé. Como se mencionó anteriormente, cuando usted consume los alimentos adecuados, puede reducir el riesgo de cualquier enfermedad o dolencia que su hijo pueda desarrollar después del nacimiento.

Comer por dos durante el embarazo

Tendrá que asegurarse de cambiar sus hábitos alimenticios durante el embarazo, independientemente de si se estaba preparando para quedar embarazada o si el embarazo la sorprendió. Numerosas mujeres comienzan su embarazo con una deficiencia de numerosos nutrientes que son importantes para un embarazo saludable. Es importante que usted cumpla con el requerimiento diario de nutrientes durante su embarazo ya que estará comiendo por usted y su bebé. Las investigaciones sugieren que es importante que cambie sus hábitos alimenticios durante el embarazo, ya que los alimentos que ingiera determinarán el bienestar de su hijo mientras está en el útero, al nacer y después del nacimiento. Su estilo de vida aumentará o disminuirá el riesgo de que su hijo desarrolle numerosas afecciones como enfermedades cardíacas, obesidad y diabetes.

Concéntrese siempre en el ácido fólico

Usted habrá leído repetidamente lo importante que es para usted consumir ácido fólico durante su embarazo. El ácido fólico es una de las mejores maneras de mejorar la salud de su hijo. Como se mencionó anteriormente, es importante que consuma ácido fólico durante el primer trimestre para reducir el riesgo de desarrollar defectos del tubo neural. Es importante que usted aumente su consumo de ácido fólico consumiendo suplementos. También debe consumir pan fortificado, cereales, pasta y arroz.

Entienda que las multivitaminas tienen diferentes efectos durante el embarazo

Un multivitamínico no sólo proporciona los nutrientes necesarios para la madre y el bebé, sino que tiene muchos otros beneficios. Los estudios demuestran que las vitaminas prenatales y los comprimidos multivitamínicos ayudan a reducir el riesgo de preeclampsia, que aumenta la cantidad de proteínas en la orina y aumenta la presión arterial en al menos un 40 por ciento. La preeclampsia puede llevar a un nacimiento prematuro. Usted puede encontrar difícil tragar sus tabletas multivitamínicas durante el embarazo ya que estas píldoras contienen grandes cantidades de hierro que pueden causar estreñimiento. Estas píldoras también son grandes, lo que dificulta su ingestión. Si usted encuentra que tiene problemas con las vitaminas prenatales, debe informar a su médico ya que está teniendo algunos efectos secundarios no deseados. Asegúrese de informar a su médico sobre todos los suplementos que está tomando.

Siempre haga que las calorías cuenten

Será ligeramente difícil controlar su aumento de peso durante el primer trimestre. Hay algunas mujeres que pierden peso durante este tiempo ya que tienen muchas náuseas y mareos. Esto les impedirá comer o beber. Si tiene náuseas constantes o vomita con frecuencia, debe consultar a su médico porque se deshidratará. Las náuseas matutinas a menudo se disipan después de las primeras semanas de embarazo, pero es posible que sienta náuseas durante todo el embarazo. Cuando su bebé comience a crecer, usted necesitará aumentar su ingesta de calorías consumiendo alimentos ricos en nutrientes. Es cierto que comerá para dos personas, pero esto no significa que pueda comer en exceso. Como se mencionó anteriormente en el libro, usted necesitará consumir sólo 300 calorías adicionales durante su embarazo. Esto puede sonar como un montón de calorías. Ciertamente está bien derrochar un poco de chocolate caliente o comer comida reconfortante cuando tiene antojos. Usted puede hacer las calorías adicionales que consume de la siguiente manera:

- 16 onzas de leche entera o leche 1% baja en grasa
- 2 onzas de pollo
- 1 cucharadita de mayonesa
- 2 - 4 rebanadas de pan integral
- 4 onzas de yogur sin grasa o completamente rápido con fruta
- 1 onza de cereal integral

La importancia del peso durante el embarazo

Es importante que aumente el número recomendado de libras durante el embarazo para reducir cualquier complicación durante el parto o el embarazo. Su peso determinará la salud de su bebé. Las mujeres que tienen un peso normal antes de quedar embarazadas aumentarán por lo menos 35 libras durante el embarazo, pero el peso variará si están dando a luz a gemelos. Es importante que las mujeres que tienen bajo peso o sobrepeso aumenten más peso o lo pierdan antes de quedar embarazadas. Si tenía sobrepeso antes de quedar embarazada, debe asegurarse de no hacer dieta durante el embarazo. Usted debe trabajar estrechamente con su nutricionista para asegurarse de mantener su peso durante el embarazo.

Repensar sus líquidos durante el embarazo

Usted debe asegurarse de beber por lo menos diez vasos de líquido todos los días durante su embarazo. Usted puede tomar agua simple si no quiere tomar jugo o leche. Debe asegurarse de no consumir alcohol durante el embarazo, ya que puede provocar algunos defectos físicos y mentales en el bebé. En el tercer y cuarto capítulo del libro, usted recopilará información sobre los diferentes tipos de líquidos que puede y no puede beber durante su embarazo.

CONCLUSIÓN

Gracias por comprar el libro.

El embarazo es uno de los momentos más apreciados en la vida de una mujer. Dicho esto, también es uno de los períodos más sensibles porque necesitará cuidarse a sí misma y a su hijo. Por lo tanto, tendrá que asegurarse de que consume los alimentos adecuados para mejorar su salud y también ayudar en el crecimiento y desarrollo del feto.

Durante el transcurso del libro, usted habrá recopilado información sobre los diferentes alimentos que debe consumir durante el embarazo y también la lista de alimentos que debe evitar. Si usted sigue las instrucciones dadas en el libro palabra por palabra, puede asegurarse de que usted y su bebé estarán sanos.

FUENTES

https://www.webmd.com/baby/features/top-tips-pregnancy-nutrition#4
https://www.ncbi.nlm.nih.gov/pmc/articles/PMC6413112/
https://www.johnmuirhealth.com/health-education/health-wellness/pregnancy-breastfeeding/nutritional-needs-during-pregnancy.html
https://www.ncbi.nlm.nih.gov/pmc/articles/PMC5084016/
https://www.healthline.com/nutrition/11-foods-to-avoid-during-pregnancy
https://www.healthline.com/nutrition/13-foods-to-eat-when-pregnant
https://www.mayoclinic.org/healthy-lifestyle/pregnancy-week-by-week/in-depth/pregnancy-nutrition/art-20045082
https://www.livescience.com/45090-pregnancy-diet.html

ALIMENTOS PARA EL EMBARAZO VOLUMEN 2

Guía para madres: conoce los mejores suplementos y nutrientes para que tu bebé consiga un desarrollo saludable

INTRODUCCIÓN

El embarazo es un momento de anticipación y excitación, pero algunas mujeres experimentan algunas complicaciones como anemia, presión arterial alta o sangrado durante el embarazo. Hay varias otras complicaciones que pueden experimentar durante el mismo.

En el primer volumen, usted aprendió sobre los diferentes nutrientes que debe consumir durante el embarazo, y cuando tiene deficiencia de alguno de esos, hay más posibilidades de que haya complicaciones durante el parto. A lo largo de este libro, usted recopilará información sobre las diferentes complicaciones que experimentan las mujeres durante el embarazo debido a deficiencias o de otro tipo. También recopilará información sobre lo que las mujeres pueden hacer para prevenir estas complicaciones.

Debido a que la mayoría de las complicaciones surgen gracias a alguna deficiencia en un nutriente importante, usted necesitará tomar suplementos. Este libro también da esperanza sobre los diferentes suplementos que puede tomar para prevenir esa deficiencia. También recopilará información sobre los diferentes ejercicios que puede realizar para facilitarle las cosas durante el embarazo y el parto. Es importante que tenga cuidado al realizar estos ejercicios para poder evitar complicaciones en el futuro. Hay algunas pruebas que debe hacerse durante el embarazo para asegurar la salud de su bebé y la suya. Estas pruebas han sido enumeradas en este libro.

Gracias por comprar el libro. Espero que reúnas toda la información que buscas.

Capítulo Uno

SUPLEMENTOS QUE SE DEBEN TOMAR DURANTE EL EMBARAZO

El embarazo es una experiencia muy feliz y uno de los momentos más emocionantes en la vida de una mujer. Sin embargo, puede ser abrumador y confuso para algunas mujeres. Numerosos anuncios, revistas y artículos en Internet aconsejan a una mujer sobre cómo debe mantenerse saludable durante su embarazo. Las mujeres son conscientes de que nunca deben fumar, beber alcohol o consumir mariscos con alto contenido de mercurio durante el embarazo. Pero pocos son conscientes de que algunas vitaminas, suplementos herbales y minerales también deben ser evitados. Se vuelve muy complicado identificar aquellos suplementos que son seguros y que no se pueden tomar durante el embarazo, ya que esta información varía de una fuente a otra. Este capítulo dará esperanza sobre los diferentes suplementos que puede tomar y los que debe evitar durante su embarazo.

¿Por qué tomar suplementos durante el embarazo?

Es importante que usted consuma los nutrientes adecuados en cada etapa de su vida, pero es especialmente importante consumir estos nutrientes durante su embarazo ya que una mujer embarazada necesitará nutrir su cuerpo y también ayudar en el desarrollo del feto.

- ### *El embarazo aumenta la necesidad de nutrientes*

Una mujer necesitará aumentar su ingesta de macronutrientes durante el embarazo, y estos macronutrientes incluyen grasas, carbohidratos y proteínas. Esto ha sido tratado en detalle en el primer volumen del libro. La necesidad de micronutrientes aumentará en gran medida durante el embarazo. Las vitaminas y los minerales ayudan a apoyar el crecimiento fetal y materno en cada etapa del embarazo. Estos nutrientes son importantes para apoyar algunas funciones críticas como la señalización y el crecimiento celulares. A algunas mujeres les resulta fácil satisfacer estas necesidades crecientes a través de su dieta, mientras que a otras no. Estas mujeres necesitarán tomar suplementos por varias razones, aquí presentamos alguna de ellas:

1. Para prevenir las deficiencias de nutrientes, algunas mujeres pueden tener algunas deficiencias en las vitaminas y minerales esenciales, y es importante corregir estas deficiencias. Una escasez de nutrientes puede llevar a numerosas complicaciones durante el embarazo y defectos de nacimiento.
2. Para prevenir vómitos severos y náuseas. Esta afección se denomina hiperémesis gravídica y puede llevar a deficiencias de nutrientes y pérdida de peso.
3. Prevenir las carencias de micronutrientes causadas por el seguimiento de dietas específicas. Algunas

mujeres consumen una dieta vegana o vegetariana porque tienen algunas alergias e intolerancias alimentarias. Necesitan tomar suplementos para prevenir estas deficiencias.

4. Para satisfacer la creciente necesidad de folato y vitamina C. Algunas mujeres tienen dificultades para dejar de fumar incluso durante el embarazo, y esto aumentará su necesidad de folato y vitamina C.

5. Asegurar una nutrición óptima tanto para la madre como para sus bebés si la madre lleva más de un bebé. Cuando una mujer está embarazada de varios bebés, tendrá que aumentar su ingesta de nutrientes para que pueda proporcionar una nutrición adecuada a todos ellos.

6. Si una mujer consume una dieta deficiente o tiene dificultades para consumir los alimentos adecuados, deberá tomar algunos suplementos para evitar cualquier deficiencia de vitaminas o minerales.

Algunos expertos del Congreso Americano de Obstetricia y Ginecología aconsejan a todas las mujeres embarazadas que tomen suplementos de ácido fólico y vitaminas prenatales durante el embarazo. Estos suplementos ayudarán a prevenir cualquier defecto o deficiencia congénita. Es por esta razón que las madres a menudo toman suplementos.

• *Suplementos herbales durante el embarazo*

Durante el embarazo, las mujeres no necesariamente tienen que tomar suplementos vitamínicos o minerales. También pueden tomar suplementos herbales. Un estudio encontró que cerca del 15.4% de las mujeres en los Estados

Unidos usaron suplementos herbales durante su embarazo. Cerca del 25% de estas mujeres no consultaron a sus médicos cuando estaban tomando estos suplementos. Algunos suplementos herbales se pueden tomar durante el embarazo, pero hay otros que son malos para las mujeres durante el mismo. Algunas hierbas ayudan a reducir el riesgo de complicaciones durante el embarazo, como el malestar estomacal o las náuseas. Sin embargo, algunos suplementos herbales son dañinos tanto para la madre como para el feto. Hay muy poca investigación que hable sobre los beneficios de usar suplementos herbales.

Suplementos considerados seguros durante el embarazo

Al igual que cualquier medicamento que usted tome, cualquier suplemento herbario o de micronutrientes que tome durante su embarazo debe ser tomado bajo la supervisión de su médico. Esto es para asegurar que usted tome los suplementos en cantidades seguras. Usted siempre debe comprar estos suplementos de las marcas correctas, para que los suplementos sean de alta calidad y sean seguros de tomar.

- ### *Vitaminas prenatales*

Se aconseja a todas las mujeres que tomen vitaminas prenatales durante el embarazo, y estas vitaminas han sido formuladas para satisfacer la creciente demanda de estos nutrientes durante el embarazo. Estas vitaminas deben tomarse antes de concebir al bebé y durante todo el proceso del desarrollo del bebé. Algunos estudios muestran que las vitaminas prenatales ayudan a reducir el riesgo de parto prematuro y preeclampsia. Esta última es una complicación peligrosa que se produce debido a la hipertensión y a la presencia de proteínas en la sangre. Las vitaminas prenatales no son demandadas para reemplazar una dieta saludable, pero ayudarán a prevenir cualquier deficiencia ya que proveen a la mujer embarazada con los nutrientes requeridos. Algunas vitaminas prenatales contienen minerales y vitaminas que una mujer necesitaría consumir durante su embarazo. Usted no necesitará tomar ningún otro suplemento a menos que se lo indique su médico. Algunas vitaminas prenatales recetadas por su médico estarán disponibles sin receta médica.

• *Folato*

El folato es una vitamina B, que desempeña un papel importante en la síntesis del ADN, la producción de glóbulos rojos y el crecimiento y desarrollo del feto. El ácido fólico se encuentra en muchos suplementos y esta es la forma sintética del folato mineral. Este ácido se convertirá en L-metilfolato, que es la forma activa de folato. Los nutricionistas y los médicos recomiendan que las mujeres aumenten su consumo de folato hasta 600 ug por día. Esto ayudará a reducir el riesgo de desarrollar anormalidades congénitas y defectos del tubo neural. A través de la dieta se obtienen cantidades adecuadas de folato, pero muchas mujeres no comen la cantidad requerida de alimentos ricos en folato. Esto hace que sea importante para ellos tomar suplementos.

• *Hierro*

Las mujeres necesitarán más hierro durante el embarazo, ya que el volumen de sangre aumentará en un cincuenta por ciento durante el embarazo. El hierro es un mineral esencial para el desarrollo saludable y el crecimiento de la placenta y el feto. Este mineral también es importante para transferir oxígeno a todo el cuerpo. La mayoría de las mujeres tienen deficiencia de hierro durante el embarazo, y la anemia durante este se asocia con anemia infantil, parto prematuro y depresión materna. Se recomienda que las mujeres consuman al menos 27 mg de hierro todos los días, y las mujeres pueden obtener esta cantidad de hierro a través de las vitaminas prenatales. Dicho esto, las mujeres con anemia o deficiencia de hierro necesitarían consumir dosis más altas. Si usted no tiene deficiencia de hierro, no debe consumir más de la cantidad requerida de hierro para evitar cualquier efecto secundario, incluyendo niveles anormalmente altos de hemoglobina, estreñimiento y vómitos.

- ***Vitamina D***

La vitamina D es una vitamina liposoluble, que es utilizada por el cuerpo para mantener la salud de los huesos, mejorar la función del sistema inmunológico y ayudar en la división celular. Cualquier deficiencia de esta vitamina puede provocar preeclampsia, diabetes gestacional, parto prematuro y cesárea durante el parto. Se recomienda que las mujeres tomen al menos 600 UI de vitamina D al día. Dicho esto, algunos expertos sugieren que las mujeres necesitan más vitamina D durante el embarazo. Usted siempre debe hablar con su médico acerca de su consumo de vitamina D durante el mismo.

- ***Magnesio***

El magnesio es un mineral importante que las mujeres deben consumir durante el embarazo. Este mineral es una enzima utilizada en la mayoría de las reacciones químicas que tienen lugar en su cuerpo, y también juega un papel crítico en la función nerviosa, inmunológica y muscular. Si usted tiene deficiencia de este mineral, puede aumentar el riesgo de parto prematuro e hipertensión. Algunos estudios sugieren que tomar suplementos de magnesio ayudará a reducir el riesgo de cualquier complicación como el nacimiento prematuro y la restricción del crecimiento fetal.

• *Jengibre*

El jengibre es una raíz que se utiliza a menudo como un suplemento herbario y una especia. El jengibre se utiliza a menudo como un suplemento para reducir las náuseas, que son causadas por la quimioterapia, el mareo o el embarazo. El jengibre es eficaz y seguro para tratar los vómitos y las náuseas causadas por el embarazo. Las mujeres tendrán náuseas y vómitos durante el primer trimestre, y a veces también pueden experimentar náuseas graves durante todo el proceso de gestación. El jengibre ayudará a reducir esta complicación, pero todavía hay algunas investigaciones que necesitan ser conducidas para identificar la dosis segura de esta raíz.

• *Aceite de pescado*

Si recuerdas del primer volumen, hablamos de cómo el aceite de pescado contiene los dos ácidos grasos esenciales EPA y DHA. Estos aceites son importantes para el desarrollo del cerebro del feto. Usted puede tomar suplementos de EPA y DHA para estimular el desarrollo del cerebro del feto y reducir el riesgo de depresión materna. Todavía hay algunas investigaciones que necesitan ser realizadas para confirmar esto. Algunos estudios muestran que la EPA y el DHA ayudan a mejorar la función cognitiva en los bebés. Por ejemplo, un estudio que se llevó a cabo utilizó 2.399 mujeres, pero no hubo diferencias en el desarrollo cognitivo entre los bebés de madres que usaron suplementos de aceite de pescado y los bebés de madres que no tomaron ningún suplemento de aceite de pescado. Este estudio también concluyó que no hubo un efecto fuerte de este suplemento sobre la depresión materna. Sin embargo, el estudio encontró que los complementos de aceite de pescado sí ayudaron a reducir el riesgo de nacimiento prematuro y también ayudaron en el desarrollo de los ojos del feto. Es importante que la madre mantenga los niveles de DHA requeridos en su cuerpo para asegurar que el feto se desarrolle bien. Se aconseja a las mujeres embarazadas que consuman al menos dos o tres porciones de pescado bajo en mercurio como el abadejo, las sardinas y el salmón todas las semanas.

- ***Probióticos***

Dado que es importante que las mujeres mantengan su salud intestinal durante el embarazo, se decantan por los probióticos. Los probióticos son microorganismos vivos que benefician la salud del sistema digestivo. Muchos estudios muestran que es seguro para las mujeres tomar probióticos durante el embarazo, y aún no se han identificado efectos secundarios, excepto el riesgo de alguna infección que puede ser causada por los probióticos. Numerosos estudios muestran que complementar su dieta con probióticos reducirá el riesgo de desarrollar depresión postparto, dermatitis, diabetes gestacional y eczema infantil. Todavía se está investigando el uso de probióticos durante el embarazo, y se están descubriendo los efectos de los probióticos en la salud fetal y materna.

Suplementos a evitar durante el embarazo

Es importante que complemente su cuerpo con algunos micronutrientes o hierbas, pero hay algunos que debe evitar.

• *Vitamina A*

La vitamina A es importante para el desarrollo del sistema inmunológico y la visión del feto, pero demasiada vitamina A puede provocar toxicidad en el cuerpo. El cuerpo almacena el exceso de vitamina A en el hígado, que se acumula en el mismo y causa daño hepático. También puede causar algunos defectos de nacimiento. Por ejemplo, se sabe que las cantidades excesivas de vitamina A en el cuerpo causan algunos defectos congénitos de nacimiento en los bebés. Las mujeres embarazadas obtendrán suficiente vitamina A de su dieta y a través de las vitaminas prenatales, y es por esta razón que se les aconseja no tomar ningún suplemento.

• *Vitamina E*

La vitamina E es una vitamina liposoluble, que desempeña numerosas funciones en el cuerpo, y participa en la mejora de la función del sistema inmunológico y la expresión génica. Esta vitamina es importante para la salud, pero se aconseja a las mujeres que nunca tomen suplementos de vitamina E durante el embarazo. Los suplementos de vitamina E no mejoran la salud tanto de la madre como del bebé, y pueden causar dolor abdominal o romper el saco amniótico.

• *Cimicifuga negra*

El cohosh en bloque es una planta que se utiliza por numerosas razones, incluyendo el control de los cólicos menstruales o los sofocos. Esta hierba es un miembro de la familia de los ranúnculos, y no es seguro tomar esta hierba durante el embarazo, ya que puede provocar un parto prematuro o un aborto espontáneo debido a que causa contracciones uterinas. También se sabe que esta hierba causa algo de daño al hígado.

• *Goldenseal*

El *goldenseal* es una planta que se utiliza para tratar la diarrea y las infecciones respiratorias. Es un suplemento dietético, pero hay muy poca evidencia que pueda confirmar la seguridad y los efectos de la hierba en el cuerpo. Esta hierba contiene una sustancia llamada berberina, que se sabe que causa más daño a los bebés, y puede llevar al desarrollo de una condición llamada kernicterus. Esta afección puede causar daño cerebral o la muerte. Es por esta razón que se aconseja a las mujeres que eviten esta hierba durante el embarazo.

• *Dong quai*

El dong quai es una raíz medicinal popular utilizada en la medicina china desde hace más de mil años. Se utiliza para tratar numerosos problemas desde la presión arterial alta hasta los cólicos menstruales, pero hay muy poca evidencia que sugiera que esta hierba es segura de usar durante el embarazo o incluso de otra manera. Es importante que evite usar esta hierba durante su embarazo ya que puede aumentar el riesgo de aborto espontáneo ya que estimula las contracciones uterinas.

• *Yohimbe*

Yohimbe es un suplemento que se obtiene de la corteza de un árbol nativo de África. Este suplemento es un remedio herbal usado para tratar numerosas condiciones como la obesidad y la disfunción eréctil. Es importante que nunca use esta hierba durante su embarazo porque está asociada con numerosos efectos secundarios como ataques cardíacos, convulsiones y presión arterial.

- ***Suplementos Herbales Considerados Inseguros Durante el Embarazo***

Algunos suplementos que usted debe evitar son:

1. Trébol rojo
2. Palma enana americana
3. Pennyroyal
4. Tansy
5. Ajenjo
6. Aquilea
7. artemisa
8. Cimicifuga azul
9. Angelica
10. Efedra

Capítulo Dos

ANEMIA EN EL EMBARAZO

Algunas mujeres se vuelven anémicas durante el embarazo. Esto significa que el número de glóbulos rojos disminuye en su cuerpo. La anemia la hará sentir muy cansada durante el embarazo, pero hay algunas maneras de controlarla. Si está anémica durante el embarazo, estará más cansada de lo normal.

¿Qué son los glóbulos rojos?

Las células de su cuerpo se llaman glóbulos rojos y su función es transportar oxígeno a través de su cuerpo. El oxígeno a menudo se transporta desde el corazón hasta el cerebro, la piel, los músculos, los riñones y cualquier otra parte del cuerpo. Estas células se producen en la médula ósea de los huesos. Los glóbulos rojos pueden transportar el oxígeno a través del cuerpo debido a la proteína hemoglobina. Si desea asegurarse de que tiene suficiente hemoglobina en su cuerpo, necesitará consumir vitamina B12, folato y hierro. Estos nutrientes ayudan al cuerpo a producir la hemoglobina que necesita.

. . .

¿Qué es la anemia?

Usted es anémica si su cuerpo no tiene el número requerido de glóbulos rojos para llevar oxígeno a su bebé y a todo su cuerpo. Es común tener una anemia leve durante el embarazo, y si está ligeramente anémica durante el embarazo, estará un poco cansada. Si usted tiene anemia severa, estará constantemente sin aliento y estará terriblemente débil, irritable y mareado y también puede encontrar muy difícil concentrarse en cualquier tarea que esté realizando. Usted también encontrará que su corazón se acelera de vez en cuando.

¿Por qué las mujeres se vuelven anémicas durante el embarazo?

Cuando una mujer está embarazada, su cuerpo cambiará. Estos cambios son necesarios para promover el crecimiento del bebé. Cuando usted está embarazada, su cuerpo necesitará producir mucha más sangre. Una mujer que no está embarazada tendrá cerca de cinco litros de sangre en su cuerpo, pero cuando está embarazada, tendrá al menos ocho litros de sangre en su cuerpo. El cuerpo necesita mucho folato, hierro y vitamina B12 para aumentar el número de células en el cuerpo, y también producir la hemoglobina extra. La anemia es causada principalmente por la deficiencia de hierro durante el embarazo. Cuando usted está embarazada, debe recordar consumir por lo menos tres veces la cantidad de hierro que consumiría cuando está menstruando. Desafortunadamente, es difícil para el cuerpo absorber el hierro, y esto dificulta la producción de hemoglobina. Es por esta razón que las mujeres tienen un mayor riesgo de ser anémicas durante el embarazo.

. . .

Exámenes para Anemia

Cuando se entere de que está embarazada y vaya a visitar al médico, se le pedirá que se haga un análisis de sangre que le ayudará a comprender su nivel de hemoglobina. Si hay alguna anomalía en este examen, es posible que sea necesario realizar más exámenes para verificar los niveles de folato, hierro y vitamina B12 en el cuerpo. Es posible que también necesite hacerse algunas pruebas que arrojen algo de luz sobre los trastornos hereditarios.

Riesgos asociados con la anemia durante el embarazo

La mayoría de las mujeres están cansadas durante el embarazo, pero la anemia empeora esta condición. Te hará sentir sin aliento y cansada. La probabilidad de que usted requiera una transfusión de sangre una vez que dé a luz a su bebé aumentará. La anemia puede aumentar el riesgo de bajo peso al nacer y de parto prematuro, y también existe la posibilidad de que su hijo esté anémico.

¿Cómo puedo evitar la anemia durante el embarazo?

Usted puede evitar la anemia durante el embarazo de las siguientes maneras:

- Comience siempre su embarazo con buena salud
- Asegúrese de comer los alimentos adecuados durante el embarazo
- Tomar suplementos si es necesario

#1 Comenzar un embarazo con buena salud

Si está tratando de quedar embarazada, primero debe reunirse con su médico y hacerse un chequeo completo de su cuerpo. Usted necesitará pedirle a su médico que le aclare algunas condiciones como la anemia, y también que le pregunte a su médico acerca de los suplementos que usted podría necesitar tomar para el folato. Los médicos a menudo aconsejan a las mujeres que tomen un suplemento de folato durante un mes antes de quedar embarazadas, y que continúen tomando ese suplemento hasta el final del primer trimestre. Esto ayuda a reducir el riesgo de espina bífida y otros defectos del tubo neural. Se aconseja a las mujeres que tomen al menos 0.5 miligramos de ácido fólico todos los días durante su embarazo, pero esta cantidad varía si la mujer está embarazada. Asegúrese de que siempre discuta sus condiciones con su médico para evitar que empeore la situación.

#2 Comer bien durante el embarazo

Como se menciona en el primer volumen del libro, es importante que usted coma los alimentos adecuados. Usted puede reducir el riesgo de ser anémico consumiendo alimentos ricos en hierro, como cereales y panes fortificados con hierro, espinacas, huevo, fruta seca y carne. La vitamina B12 se encuentra en productos lácteos, huevos, mariscos, carne y pescado. Las verduras de hoja verde, el muesli, los frijoles, la carne de res, el brócoli, los espárragos y las coles de Bruselas son ricos en ácido fólico, y se aconseja que consuma estos alimentos para reducir el riesgo de anemia. Si usted es vegetariano, debe reemplazar la carne y el pescado con frijoles, lentejas, leche de soja, huevos y tofu. También debe reunirse con un dietista para aprender más acerca de cómo puede mejorar su nutrición, y también recopilar información acerca de los diferentes suplementos que puede necesitar tomar. Es mejor evitar el té y el café inmediatamente después de una comida, y también consumir cítricos para mejorar la capacidad de su cuerpo para absorber el hierro que se encuentra en los alimentos que consume. Esto ayudará a prevenir la anemia.

#3 Suplementos

A las mujeres se les aconseja tomar algunos suplementos de ácido fólico durante el embarazo, y también se les aconseja consumir alimentos ricos en folato. A muchas mujeres se les exige que tomen suplementos de hierro, especialmente cuando tienen un mayor riesgo de presentar deficiencia o son deficientes. A los vegetarianos se les pide a menudo que tomen suplementos de la vitamina B12, y si a usted se le ha pedido que tome esos suplementos debe hablar con su médico para aprender acerca de los efectos secundarios de los suplementos y lo que debe hacer para evitarlos.

Capítulo Tres

SANGRADO DURANTE EL EMBARAZO

Es común que las mujeres sangren durante el embarazo, pero cualquier signo de sangrado vaginal es peligroso. Si nota que está sangrando por la vagina, debe consultar a su médico o inmediatamente. Es importante identificar la causa de la hemorragia inmediatamente, aunque no se debe a ningún problema grave. Si nota que está sangrando por la vagina, debe ponerse en contacto con su médico inmediatamente. Existe la posibilidad de que usted pueda tener algún sangrado leve durante las primeras semanas de su embarazo, y esto se llama manchado. Usted sangra en este momento ya que el feto se habría plantado en las paredes del útero. Esta hemorragia también se denomina hemorragia por implantación y se produce alrededor del momento de la primera regla después de haber concebido.

Causas de la hemorragia

El sangrado vaginal durante los primeros dos meses de embarazo puede ser un signo de embarazo ectópico o aborto espontáneo. El embarazo ectópico es la condición en la que el feto se implanta en la trompa de Falopio. Dicho esto, muchas mujeres que han tenido sangrado vaginal durante esta etapa tienen embarazos exitosos y dan a luz a bebés sanos. El sangrado vaginal puede ser causado por otras causas durante los próximos meses de embarazo. Algunas de las causas se han enumerado en esta sección.

#1 *Cambios en el cuello uterino*

Si usted tiene relaciones sexuales durante el embarazo, las células en el cuello uterino cambiarán. Se volverán más sensibles y pueden causar sangrado. Esta afección se denomina ectropión cervical, que es una afección inofensiva. Muy a menudo usted puede desarrollar infecciones vaginales, lo cual puede llevar a sangrado.

#2 *Sangre con moco vaginal*

La mayoría de las mujeres tienen este tipo de sangrado en el último trimestre. Durante el embarazo, hay un tapón de moco que cubre o sella el cuello uterino. El moco se mezclará con la sangre cuando el tapón se desprenda. Esto significa que las células del cuello uterino están cambiando y que su cuerpo se está preparando para entrar en las primeras etapas del trabajo de parto. Este tipo de sangrado ocurrirá ya sea durante el trabajo de parto o unos cuantos días antes de que comience el trabajo de parto.

#3 *Desprendimiento de la placenta*

El desprendimiento de placenta es una afección muy grave en la que la placenta comienza a desprenderse de la pared del útero. Esta afección no necesariamente lleva a sangrado vaginal, pero causará dolor de estómago. Usted puede dar a luz prematuramente a su bebé si esta condición ocurre unos días antes de la fecha prevista de parto.

#4 *Placenta Praevia*

La placenta Praevia, también llamada placenta baja, es una afección en la que la placenta está muy cerca del cuello uterino o que lo cubre, ya que está unida a la sección inferior del útero. Esto hará que su bebé tenga dificultades para salir de su cuerpo. Usted puede verificar la posición de su placenta en la exploración morfológica. El bebé no podrá moverse más allá de la placenta si está cubriendo o cerca del cuello uterino. En estas condiciones, el médico le recomendará que se someta a una cesárea.

#5 *Vasa Praevia*

Vasa Praevia es una condición que ocurre cuando los vasos sanguíneos en el cordón umbilical cubren el cérvix a través de las membranas. Esta condición ocurre en aproximadamente 1 de cada 3000 a 1 de cada 6000 nacimientos. Los vasos sanguíneos del cordón umbilical a menudo están protegidos dentro de la membrana del cordón, pero si la membrana se rompe y su agua se rompe al mismo tiempo, estos vasos pueden romperse también. Esto llevará a que se presente sangrado vaginal y existe la posibilidad de que su bebé pierda mucha sangre y muera. Es difícil identificar los síntomas de vasa Praevia que dificultan el diagnóstico. Dicho esto, una ecografía podría ayudar a detectar esta condición antes del nacimiento. Si la frecuencia cardíaca del bebé cambia repentinamente, disminuye o se vuelve rápida, o si hay algún sangrado en la vagina, debe pedirle a su médico que revise si hay vasa Praevia. Esta afección está relacionada con la placenta de Praevia.

. . .

¿Cómo identificar las causas de la hemorragia?

Tendrá que hacerse una ecografía, un examen vaginal o pélvico o un análisis de sangre para verificar los niveles hormonales e identificar la razón del sangrado vaginal. También se le preguntará acerca de otros síntomas como mareos, dolor, calambres y más. Si su bebé no tiene pronosticado nacer en mucho tiempo y los síntomas no son graves, el médico lo vigilará y puede mantenerlo en observación durante unos días. Dependiendo de lo que esté causando el sangrado, es posible que necesite permanecer en el hospital sólo por una noche o hasta que dé a luz. Esto es para mantenerlos a usted y a su bebé sanos, y para que el parto sea seguro, independientemente de la situación.

Capítulo Cuatro

COMEZÓN DURANTE EL EMBARAZO

Usted puede tener algo de comezón leve durante su embarazo ya que su sangre suministrará más sangre a la piel. La piel alrededor de su abdomen también se estirará durante el embarazo a medida que su bebé crece, y esto también puede causar un ligero picor. Usted no tiene que preocuparse por una picazón leve, pero si la picazón se vuelve severa podría ser un signo de colestasis obstétrica, que es una afección hepática. Sólo una de cada 100 mujeres embarazadas se verá afectada por esta afección.

Picazón leve

Puede usar ropa suelta para evitar la picazón, ya que la ropa no causará ninguna fricción al frotarla contra su piel. Esto reducirá cualquier irritación. Usted debe tratar de usar sólo algodón u otras telas naturales para asegurarse de que el aire circule a través de su cuerpo. También puede sentir alivio cuando se aplica un poco de crema hidratante o loción o cuando toma un baño frío. Si usted encuentra que algunos perfumes fuertes irritan su piel, usted debe cambiar a perfumes suaves. Si tiene picazón severa, que no se detiene, debe consultar a su médico inmediatamente.

Colestasis obstétrica (OC)

La colestasis obstétrica (OC) o colestasis intrahepática es un trastorno hepático que sólo afecta a algunas mujeres durante el embarazo, especialmente en el último trimestre.

#1 Causas de la colestasis obstétrica

Las causas de la OC aún no están claras. En algunos casos, la hormona del embarazo también puede estar involucrada. Debido a que las hormonas del embarazo aumentan en el cuerpo durante el embarazo, estas hormonas reducirán el flujo de la bilis. Esto significa que el número de sales en la bilis se acumulará en el hígado en lugar de dejarlo. Estas sales entrarán en el torrente sanguíneo, lo que le hará sentir picazón.

La OC a menudo es hereditaria, pero puede ocurrir durante el embarazo incluso si usted no tiene ninguna familia que haya sido afectada por este trastorno. Si usted tuvo OC en un embarazo anterior, también puede desarrollarla durante sus embarazos posteriores. Si usted tiene OC, el riesgo de parto prematuro y nacimiento de mortinatos aumenta. Su bebé también puede tener algunos problemas con la respiración, y su médico puede inducir el trabajo de parto incluso antes de la fecha prevista de parto para prevenir estas complicaciones.

#2 Síntomas de colestasis obstétrica

Uno de los síntomas clásicos de la OC es una picazón sin ningún sarpullido. Esto generalmente sucede en las plantas de los pies y en las palmas de las manos, pero algunas veces puede estar más extendido. La picazón empeorará por la noche y también es insoportable y continua. Otro síntoma de la OC es la ictericia, las deposiciones pálidas y la orina oscura. Usted encontrará que la comezón ha desaparecido después de haber dado a luz.

#3 *Tratamiento de la colestasis obstétrica*

La colestasis obstétrica se puede diagnosticar con base en los antecedentes familiares y médicos. Usted también puede tomar algunos exámenes de sangre para verificar el funcionamiento del hígado. Si se le diagnostica OC, necesitará hacerse pruebas de la función hepática regularmente hasta que dé a luz. Estos exámenes le permitirán al médico monitorear de cerca su condición. La loción de calamina y otras cremas recetadas por su médico se pueden usar durante el embarazo. Estas cremas pueden proporcionar algún alivio. Su médico también puede pedirle que tome algún medicamento que reduzca la picazón y disminuya el número de sales biliares. La OC hará difícil que su cuerpo absorba la vitamina K, que es un nutriente importante para asegurar que la sangre se coagule. Discuta sus opciones y su salud con su médico si le diagnostican OC.

Capítulo Cinco

PRESIÓN ARTERIAL ALTA DURANTE EL EMBARAZO

Se dice que usted tiene presión arterial alta si la medida de su presión arterial es igual o mayor a 130/80 mm Hg. Esta afección es grave y constituye una preocupación importante para muchas mujeres. Si se maneja bien, la presión arterial alta no tiene que ser necesariamente peligrosa durante el embarazo.

Causas de la hipertensión durante el embarazo

Hay numerosas razones por las que una mujer puede desarrollar presión arterial alta durante su embarazo, y estas incluyen:

- Ser obeso o tener sobrepeso
- No mantenerse activa
- Beber alcohol
- Fumar
- Primer embarazo
- Antecedentes de hipertensión en la familia
- Tiene más de 35 años

- Partos múltiples
- Tener enfermedades autoinmunes como diabetes

Factores de riesgo

Existen algunos factores de riesgo que llevan a que se presente hipertensión arterial durante el embarazo.

#1 Embarazo

Las mujeres que están embarazadas por primera vez probablemente tendrán presión arterial alta, pero existe la posibilidad de que esta condición no se presente durante futuros embarazos. Si una mujer está embarazada de varios bebés, puede provocar hipertensión. El cuerpo de la mujer necesitará el doble o el triple de esfuerzo para asegurarse de que proporciona la nutrición necesaria a los bebés.

#2 Estilo de vida

Un estilo de vida poco saludable puede aumentar el riesgo de desarrollar hipertensión o presión arterial alta durante el embarazo. Si usted es una mujer obesa o tiene sobrepeso, o no se mantiene activa, el riesgo de desarrollar presión arterial alta aumentará.

#3 Edad

Las mujeres embarazadas mayores de treinta y cinco años tienen un mayor riesgo de desarrollar hipertensión. Las mujeres que tienen hipertensión antes de quedar embarazadas tendrán un mayor riesgo de desarrollar algunas complicaciones durante el embarazo en comparación con las mujeres que tienen presión arterial normal antes de quedar embarazadas.

Diferentes condiciones relacionadas con la sangre

Hay tres condiciones diferentes que una mujer puede desarrollar durante el embarazo si tiene hipertensión.

#1 Hipertensión crónica

Muchas veces las mujeres tienen hipertensión o presión arterial alta antes de quedar embarazadas. Esta condición también se conoce como hipertensión crónica y puede ser tratada con medicamentos. Los médicos también dicen que las mujeres que desarrollan hipertensión durante el embarazo tienen hipertensión crónica, y esto es cierto para aquellas mujeres que desarrollan hipertensión durante las primeras veinte semanas de su embarazo.

#2 Hipertensión gestacional

Usted puede desarrollar hipertensión gestacional durante su vigésima semana de embarazo, y esta condición se resolverá después del parto. Si la hipertensión gestacional se diagnostica antes de las treinta semanas, puede aumentar el riesgo de desarrollar preeclampsia.

#3 Preeclampsia superpuesta e hipertensión crónica

Si usted tenía hipertensión crónica antes de quedar embarazada, desarrollará preeclampsia durante el embarazo. Esto puede llevar a algunas complicaciones adicionales durante el mismo, incluyendo proteínas en la orina.

. . .

Cómo controlar su presión arterial

La presión arterial se mide como una fracción donde la presión arterial sistólica es el numerador y la presión arterial diastólica es el denominador. La presión arterial sistólica medirá la presión de la sangre en sus arterias cuando su corazón está apretando o latiendo la sangre del corazón hacia su cuerpo. La presión diastólica medirá la presión de la sangre en sus arterias cuando su corazón está en reposo.

Usted no tiene que ir al médico para controlar su presión arterial, pero puede comprar un tensiómetro en línea o en la farmacia. La mayoría de estos dispositivos se colocan sólo en la parte superior del brazo o la muñeca. Usted puede llevar el monitor al consultorio de su médico para que le ayude a verificar la precisión del mismo. También puede visitar cualquier tienda, incluyendo una farmacia donde pueda tomar las lecturas de la presión arterial. Usted debe tomar las lecturas de la presión arterial a la misma hora todos los días para asegurarse de tener lecturas precisas. Mantenga las piernas sin cruzar y siempre use el mismo brazo. Si usted tiene presión arterial alta repetidamente, debe informar a su médico inmediatamente.

#1 *Presión Arterial Normal*

Su médico tomará una medida de referencia de su presión arterial al comienzo de su embarazo para determinar cuál debe ser su presión arterial normal durante el embarazo. Luego, se le medirá la presión arterial durante cada visita.

#2 *Presión arterial alta*

Si su presión arterial es superior a 130/99 mm Hg, o si está en un número mayor que la presión antes de quedar embarazada, deberá visitar al médico inmediatamente. La presión arterial alta se define como una alta sistólica con una diastólica que es de 90 mm Hg o superior o la presión es de 140 mm Hg. La presión arterial puede disminuir para una mujer al comienzo del embarazo, ya que las hormonas conducirán al ensanchamiento de los vasos sanguíneos, y como resultado de esto el flujo de sangre en el cuerpo no será demasiado alto.

#3 Presión arterial baja

No hay un número que usted pueda poner para determinar la presión arterial baja. Los siguientes son algunos de los síntomas de la presión arterial baja:

- Piel fría y húmeda
- Dolor de cabeza
- Sentirse Desmayado
- Mareos
- Náusea

¿Qué causa los cambios en la presión arterial?

Cuando una mujer progresa a través de su embarazo, la presión arterial puede regresar al nivel normal o cambiar dependiendo de su cuerpo. He aquí algunas de las razones por las que esto puede suceder.

1. La cantidad de sangre aumentará en el cuerpo. Numerosos estudios concluyen que el volumen de sangre de una mujer aumentará en un cuarenta y cinco por ciento durante el embarazo, y que esta sangre extra necesitará ser bombeada por todo el cuerpo por el corazón.
2. El lado izquierdo del corazón, que hace el bombeo,

se volverá más grande y grueso. Esto le dará al corazón la oportunidad de bombear más sangre.

3. Los riñones aumentarán la producción de la hormona vasopresina, que llevará a la retención de agua en el cuerpo.

La presión arterial alta durante el embarazo a menudo se reduce cuando usted da a luz al bebé. En algunas situaciones, la presión arterial seguirá siendo elevada y su médico le recetará algún medicamento para que el nivel vuelva a la normalidad.

Capítulo Seis

PREECLAMPSIA

Muchas mujeres desarrollan preeclampsia durante el embarazo después de veinte semanas. También pueden desarrollar preeclampsia inmediatamente después del parto. Si usted tiene preeclampsia, tendrá retención de líquidos o edema, presión arterial alta y algo de proteína en la orina. Si usted no trata esto inmediatamente, puede llevar a algunas complicaciones severas y puede ser potencialmente mortal en algunos casos. La preeclampsia puede llevar a problemas de crecimiento y desarrollo en el bebé.

La causa exacta de la preeclampsia aún se desconoce, pero se cree que la preeclampsia ocurre siempre que hay un problema con la placenta. Es posible que las mujeres no se den cuenta de que tienen preeclampsia durante el embarazo y sólo se puede diagnosticar a través de citas de rutina con el médico.

Síntomas de preeclampsia

#*1 Síntomas Tempranos*

Las mujeres que desarrollan preeclampsia presentarán los siguientes síntomas:

- Proteína en la orina o proteinuria
- Hipertensión o presión arterial alta

Usted no notará estos síntomas durante su embarazo, pero su médico debe recogerlos durante sus citas. La mayoría de las mujeres embarazadas sufren de presión arterial alta, por lo que esto no puede sugerir preeclampsia. Si hay proteína en la orina, se puede utilizar para indicar la afección.

#*2 Síntomas progresivos*

Cuando usted desarrolla preeclampsia, esto llevará a la retención de líquidos. Esto causará hinchazón en los tobillos, pies, manos y cara. La retención de líquidos o edema es un síntoma común del embarazo, pero sólo ocurre en las partes inferiores del cuerpo como los tobillos y los pies. El edema se desarrollará gradualmente, pero si la hinchazón es muy repentina puede ser un signo de preeclampsia. La preeclampsia puede causar lo siguiente a medida que progresa:

- Menos orina
- Problemas de visión, como ver luces parpadeantes o borrosidad
- Sensación de malestar general
- Náuseas y vómitos
- Aumento excesivo de peso
- Mareos
- Dolores de cabeza severos
- Dificultad para respirar

- Dolor en la parte superior del abdomen (justo debajo de las costillas)

Cuando usted nota cualquiera de estos síntomas, debe consultar a su médico inmediatamente. La preeclampsia puede llevar a numerosas complicaciones si no se trata adecuadamente. Algunas de estas complicaciones son:

- HELLP (una combinación de coagulación sanguínea y trastorno hepático)
- Paro cardíaco
- Eclampsia (convulsiones)
- Problemas en los riñones y el cerebro

Sin embargo, estas complicaciones son extremadamente raras.

¿Cómo afecta la preeclampsia a su bebé no nacido?

La preeclampsia puede llevar al nacimiento prematuro de su bebé, y uno de los principales signos de preeclampsia es el crecimiento lento del feto. El feto no recibirá un suministro adecuado de sangre a través de la placenta, y también recibirá menos nutrientes y menos oxígeno, que son esenciales para el crecimiento del bebé. Esta condición se denomina retardo del crecimiento intrauterino o restricción del crecimiento intrauterino.

Factores de riesgo

Se han identificado algunos factores que pueden aumentar el riesgo de desarrollar preeclampsia. Algunos de ellos lo son:

- Usted desarrolló preeclampsia durante su

embarazo anterior, lo que significa que hay un veinte por ciento de probabilidad de que desarrolle esta afección en futuros embarazos.

- Tiene presión arterial alta, migrañas, diabetes y enfermedad renal.

Algunos de los otros factores de riesgo son:

- Hay más posibilidades de que usted desarrolle preeclampsia durante su primer embarazo en comparación con sus embarazos futuros.
- Su último embarazo fue hace más de diez años.
- Su madre o su hermana tuvieron preeclampsia durante el embarazo.
- Tiene más de 40 años o es una adolescente.
- Usted era obesa antes de su embarazo.
- Va a tener gemelos o trillizos.

Tratamiento de la preeclampsia

Usted puede tratar la preeclampsia manteniendo su presión arterial y tratando los otros síntomas con medicamentos. Una de las formas más sencillas de tratar la preeclampsia es dar a luz al bebé.

Capítulo Siete

VÓMITOS GRAVES DURANTE EL EMBARAZO

El vómito y las náuseas son muy comunes durante el embarazo, y esto es especialmente cierto durante el primer trimestre. Algunas mujeres experimentan vómitos excesivos y náuseas, y esta afección se denomina hiperemesis gravídica. Usted necesitará ser tratada por un médico si sufre de esta condición. Esta afección no es muy común, pero se puede tratar. Es peor que las náuseas matutinas, y si no puede retener ningún alimento o líquido, debe decírselo a su médico inmediatamente.

Síntomas de hiperémesis gravídica

Si tiene vómitos excesivos durante el embarazo, se dará cuenta de que son mucho peores que las náuseas o náuseas matutinas. Los síntomas de vómitos excesivos comenzarán a las cinco semanas de embarazo y se resolverán a las veinte semanas. Algunos de los signos de hiperémesis gravídica son:

- Cetosis, que es una afección grave que se produce

debido a un aumento en el número de cetonas en la orina y la sangre. Las cetonas son sustancias químicas ácidas que produce el cuerpo cuando descompone la grasa para producir energía.

- Vómitos y náuseas intensos o prolongados
- Pérdida de peso
- Deshidratación
- Confusión, ictericia, desmayos y dolores de cabeza
- Hipotensión o presión arterial baja cuando usted se pone de pie

El vómito o la náusea a menudo es tan severo que se vuelve imposible para usted mantener cualquier alimento o líquido en su estómago. Esto llevará a la pérdida de peso y a la deshidratación. La hiperemesis gravídica a menudo es desagradable y tiene algunos síntomas dramáticos. La buena noticia es que no le hará daño a su bebé. Dicho esto, si usted pierde demasiado peso durante el embarazo, existe el riesgo de un bajo peso al nacer.

Tratamiento de la hiperémesis gravídica

Algunos casos de hiperémesis gravídica se pueden controlar utilizando antiácidos, a través del reposo y mediante un cambio en la dieta. Algunos casos graves de hiperémesis gravídica requerirán tratamiento especial, y usted necesitará ser admitido en el hospital para que su médico pueda evaluar la afección y darle el tratamiento requerido. A usted se le pueden administrar algunos líquidos intravenosos a través de un goteo para detener el vómito y también tratar la cetosis. Usted nunca debe tomar ningún medicamento sin hablar primero con su médico.

. . .

Coágulos de sangre e hiperemesis gravídica

Debido a que la hiperémesis gravídica puede llevar a la deshidratación, usted tiene un riesgo más alto de desarrollar un coágulo de sangre o trombosis profunda.

Capítulo Ocho

DIABETES GESTACIONAL DURANTE EL EMBARAZO

Si usted tiene altos niveles de azúcar en la sangre durante su embarazo, tiene diabetes gestacional. Sus niveles de azúcar en la sangre pueden haber sido normales antes de quedar embarazada, pero pueden haber aumentado durante el embarazo. Dicho esto, usted podría dar a luz a un bebé sano incluso si tiene diabetes gestacional. Usted debe visitar a su médico y tomar algunas medidas sencillas que le ayudarán a controlar sus niveles de azúcar en la sangre. Cuando nazca su bebé, verá que la diabetes gestacional desaparece. El riesgo de desarrollar diabetes tipo II después de dar a luz aumenta si usted tiene diabetes gestacional.

Síntomas de Diabetes Gestacional

No hay síntomas de diabetes gestacional en las mujeres, y muchas mujeres sólo se enteran de que tienen diabetes gestacional cuando se someten a sus pruebas de rutina.

¿Qué causa la diabetes gestacional?

La placenta produce hormonas durante el embarazo, y estas hormonas pueden aumentar la cantidad de glucosa en la sangre. El páncreas producirá suficiente insulina, la cual puede manejar este aumento en la glucosa, pero si su cuerpo no puede producir la cantidad requerida de insulina, los niveles de azúcar en la sangre aumentarán. Esto conducirá al desarrollo de diabetes gestacional.

Factores de Riesgo para Diabetes Gestacional

La diabetes gestacional afecta por lo menos el diez por ciento del embarazo cada año, y usted puede desarrollar diabetes gestacional si usted:

- Es asiática, afroamericana, nativo americana o hispana
- Tenía sobrepeso antes de quedar embarazada
- Tiene antecedentes familiares de diabetes
- Tienen niveles muy altos de azúcar en la sangre, pero esto no necesariamente conduce a la diabetes.
- Tiene algunas complicaciones médicas, incluyendo presión arterial alta
- Haber dado a luz a un bebé que pesaba más de nueve libras.
- Haber dado a luz a un bebé con defectos congénitos
- Tiene más de 25 años
- Ha tenido diabetes gestacional en embarazos anteriores

Pruebas y diagnóstico de la diabetes gestacional

Es sólo después de doce semanas que el riesgo de diabetes

gestacional aumentará. Su médico revisará sus niveles de azúcar en la sangre para identificar si usted tiene diabetes gestacional después de las veinticuatro semanas de embarazo. Si usted tiene un riesgo más alto, tendrá que hacerse la prueba antes. Antes de someterse a una prueba de diabetes gestacional, primero debe beber una bebida que esté llena de azúcar. Esto aumentará los niveles de azúcar en la sangre en su cuerpo. Usted debe hacerse una prueba de sangre una hora después para entender cómo su cuerpo ha manejado las grandes cantidades de azúcar. Si los resultados de su prueba muestran que sus niveles de azúcar en la sangre son más altos que el límite requerido, usted necesitará realizar más pruebas. Esto significa que usted debe medir el azúcar en la sangre cuando ayune y también debe hacerse una prueba de glucosa después de tres horas. Es posible que tenga que hacerse otra prueba más tarde durante el embarazo, incluso si los resultados de la prueba son normales, pero tiene un mayor riesgo de desarrollar diabetes gestacional.

Tratamiento de la diabetes gestacional

Su médico le pedirá que haga lo siguiente cuando quiera tratar la diabetes gestacional:

- Hacerse exámenes de orina para verificar el nivel de cetonas en su cuerpo
- Siempre revise sus niveles de azúcar en la sangre por lo menos cuatro veces al día.
- Consuma una dieta saludable
- Siempre haga ejercicio

Su médico hará un seguimiento constante de su aumento de peso y también le informará si hay algún otro medicamento que deba tomar para tratar la diabetes gestacional.

. . .

Complicaciones de la diabetes gestacional

Hay muchas otras complicaciones que pueden surgir debido a la diabetes gestacional.

Para el Bebé

- Diabetes tipo 2 más tarde en la vida
- Nacimiento prematuro
- Alto peso al nacer
- Nivel bajo de azúcar en la sangre
- Síndrome de dificultad respiratoria

Para la madre

- Diabetes más adelante en la vida
- La diabetes en un futuro embarazo
- Presión arterial alta y preeclampsia
- Mayor probabilidad de cesárea

Si desea prevenir la diabetes gestacional o desarrollar diabetes en el futuro, debe comenzar a hacerse la prueba de la diabetes al menos ocho semanas después de dar a luz.

Dieta y ejercicio

Siga los pasos que se mencionan a continuación para prevenir la diabetes gestacional:

- Consuma una dieta baja en azúcar y saludable. Pídale a su nutricionista que desarrolle un plan de comidas que esté preparado para alguien que tenga diabetes. Usted debe cambiar a alimentos naturales como zanahorias, pasas y frutas en lugar de consumir dulces, helados y galletas. Usted también debe aumentar su consumo de granos enteros y vegetales, y vigilar el tamaño de sus porciones.

- Usted nunca debe perder peso durante su embarazo, así que si tiene sobrepeso trate de bajar de peso antes de quedar embarazada. Usted debe asegurarse de que está en el peso ideal antes de quedar embarazada.
- Asegúrese de hacer ejercicio siempre durante el embarazo. Si usted está tratando de concebir, debe comenzar a hacer ejercicio entonces. Trate de hacer ejercicio al menos treinta minutos todos los días.
- También debe asegurarse de obtener la atención prenatal adecuada. Debe hacerse todas las pruebas necesarias durante el embarazo y asegurarse de hablar con su médico sobre su alimentación y su actividad.

Capítulo Nueve

ALGUNAS OTRAS COMPLICACIONES

Hay algunas otras complicaciones que debe tener en cuenta durante el embarazo.

El nivel de actividad del bebé disminuye

Si su bebé estaba activo, pero parece tener menos energía ahora, no tiene por qué preocuparse. Esto puede ser normal, pero ¿cómo lo sabrás? Usted puede probar algunas cosas antes de correr al médico para entender si hay un problema. Coma algo o beba algo frío y acuéstese de lado. Si su bebé se mueve ahora, usted no tiene que preocuparse. También debe contar el número de veces que su bebé la patea. Usted siempre debe establecer un punto de referencia de la actividad de su bebé para entender si su bebé se está moviendo menos o más. Su bebé debe darle patadas por lo menos diez veces en dos horas, y si él o ella patea menos veces, usted necesitará consultar a su médico. Alternativamente, usted puede tomar un ultrasonido para determinar el crecimiento y desarrollo del feto.

. . .

Contracciones Tempranas durante el Tercer Trimestre

Las contracciones tempranas son un signo de nacimiento prematuro. Muchas madres primerizas no pueden diferenciar entre parto falso y parto verdadero. Las contracciones de parto falsas o las contracciones de Braxton-Hicks son no rítmicas e impredecibles. Tampoco aumentan en intensidad. Si bebe suficiente agua, estas contracciones disminuirán en unas pocas horas. Las contracciones regulares, sin embargo, aumentarán en intensidad y están separadas por unos diez minutos. Si usted está en el tercer trimestre y tiene contracciones, debe llamar al médico de inmediato. Su médico puede detener el trabajo de parto si es demasiado temprano para que su bebé salga.

Pausas de agua

Sientes que el agua corre por tus piernas cuando te levantas del sofá para tomar un vaso de agua. Usted puede pensar que su fuente se ha roto, pero también podría ser una fuga de orina. Su vejiga está bajo mucha presión durante su embarazo debido al agrandamiento del útero. Es sólo para unas pocas mujeres que romper aguas será un dramático chorro de líquido.

Usted debe ir al baño inmediatamente y vaciar su vejiga si no está segura de por qué hay un repentino chorro de líquido. Si el líquido no se detiene, usted podría haber roto la fuente, y debe ir al hospital.

Síntomas de la gripe

Los expertos dicen que las mujeres siempre deben vacunarse contra la gripe durante el embarazo. Las mujeres son más propensas a enfermarse durante el embarazo y tienen algunas complicaciones graves causadas por la gripe. Si contrae la gripe, no corra al hospital. Hable primero con su médico y vea qué puede hacer.

Capítulo Diez

EJERCICIO Y EMBARAZO

Es importante que usted realice actividad física regular durante su embarazo ya que esto tiene múltiples beneficios. La actividad física también preparará su cuerpo para el parto. Es importante que entiendas tu cuerpo y elijas los ejercicios adecuados para mantenerte fuerte. Puede modificar estos ejercicios para que le resulten más fáciles. Usted no tiene que realizar ejercicios extenuantes durante el embarazo. Usted debe ser sensible sobre el nivel de ejercicio que está realizando. Debe consultar a un profesional de la salud, médico, fisioterapeuta para asegurarse de que su rutina de ejercicios no sea perjudicial para usted o para el bebé.

Consejos para el ejercicio

No deberías agotarte nunca. Trate de realizar ejercicios ligeros durante el embarazo. Tendrá que reducir el número de ejercicios que realiza y disminuir la velocidad a medida que avance su embarazo. Si alguna vez tiene dudas, debe consultar a su médico. Una manera de medir si el ejercicio es ligero o moderado es ver si puede tener una conversación mientras hace ejercicio. Usted probablemente está haciendo demasiado ejercicio si es incapaz de mantener una conversación mientras hace ejercicio.

Si nunca estuvo activa antes de estar embarazada, no haga ejercicios extenuantes inmediatamente. Independientemente del tipo de ejercicio que haga, debe informarle al instructor que está embarazada. Asegúrese de no realizar más de quince minutos de ejercicio continuo. Usted puede aumentar el tiempo que pasa haciendo ejercicio a treinta minutos cuando se sienta mejor. Recuerde que el ejercicio sólo debe ser beneficioso y no agotador.

Algunos consejos que debe tener en cuenta son:

- Realice siempre algunos ejercicios de calentamiento y enfriamiento.
- Trate de mantenerse activa por lo menos treinta minutos todos los días. Usted puede caminar por treinta minutos o realizar cualquier ejercicio pequeño por treinta minutos.
- No realice ningún ejercicio extenuante durante el clima húmedo o caluroso.
- Siempre beba mucha agua.
- Asegúrese de que su instructor esté calificado y que sepa que está embarazada.
- La natación es un buen ejercicio por considerar ya que el agua soportará el peso de su feto.

Ejercicios a evitar

- Después de 16 semanas de gestación, debe evitar

acostarse boca arriba, ya que el peso de la protuberancia presionará contra algunos vasos sanguíneos, lo que reducirá el flujo de sangre al feto y también hará que se sienta débil o desmayada.

- Evite cualquier tipo de deporte de contacto, ya que existe el riesgo de que la golpeen. No participe en actividades como judo, rugby, fútbol, tenis, squash o kickboxing.

- Evite el esquí alpino, la equitación, el ciclismo, la gimnasia y el hockey sobre hielo, ya que existe la posibilidad de que se caiga.

- Debido a que el feto no tiene ninguna protección contra la embolia gaseosa o la enfermedad por descompresión, usted debe evitar el buceo con tanque de oxígeno.

- Debe evitar llegar a alturas superiores a los 2.500 metros a menos que esté aclimatada a esas alturas.

Ejercicios para un embarazo en forma

Usted debe tratar de realizar los ejercicios durante su embarazo. Estos ejercicios ayudarán a fortalecer los músculos de la espalda y la pelvis, permitiéndole llevar el peso extra. También ayudarán a mejorar la circulación, a fortalecer las articulaciones, a aliviar el dolor de espalda y a sentirse mejor.

#1 Ejercicios para fortalecer el estómago

Cuando su bebé empiece a crecer, se dará cuenta de que la parte baja de la espalda tiene un hueco, y esto aumentará durante el embarazo. Esto le dará dolor de espalda y le dificultará estar de pie. Usted debe realizar algunos ejercicios para fortalecer los músculos abdominales y aliviar su dolor de espalda.

- Bájese con cuidado al suelo y coloque las manos sobre los hombros y las rodillas debajo de las caderas.
- Mantenga la espalda recta y estire los dedos hacia adelante.
- Tome una inspiración profunda y jale los músculos de su estómago hacia su espalda.
- Ahora, levanta la espalda y mueve la cabeza hacia el techo. Deja que tu cabeza se relaje. Asegúrese de no bloquear los codos.
- Mantenga esta posición durante cuatro segundos y regrese al centro.
- Debe asegurarse de no doblar la espalda. Siempre mantenga la espalda recta. Realice este ejercicio diez veces y asegúrese de mover los músculos con cuidado.
- No se esfuerce ni se empuje. Deje que su espalda se mueva tanto como pueda.

#2 Ejercicios de inclinación pélvica

- Párese contra una pared con las piernas separadas a la anchura de los hombros.
- Flexione ligeramente las rodillas.
- Respira profundamente y tire del estómago hacia la columna vertebral. Aplaste la espalda contra la pared y contenga la respiración durante cuatro segundos. Exhale suavemente.
- Repita este ejercicio diez veces.

#3 Ejercicios del suelo pélvico

Los ejercicios del suelo pélvico ayudarán a fortalecer los músculos de la pelvis. Estos músculos están bajo mucho estrés y tensión durante el embarazo y el parto. La pelvis consiste en numerosas capas de músculos que se estirarán para crear algún tipo de soporte desde el extremo de la columna vertebral hasta el hueso púbico.

Capítulo Once

PRUEBAS DEL LABORATORIO

Se le pedirá que se someta a numerosas pruebas, imágenes y pruebas de detección durante su embarazo, y estas pruebas están diseñadas para ayudarla a usted y al médico a evaluar la salud de su bebé. Su médico usará estas pruebas para optimizar el desarrollo prenatal y el cuidado que usted le brinda a su bebé.

Examen genético

Es fácil diagnosticar diferentes tipos de anomalías genéticas antes de dar a luz a su bebé. Su médico puede pedirle que se haga algunas pruebas genéticas durante su embarazo si usted o su pareja tienen antecedentes de diferentes trastornos genéticos. Si usted estaba embarazada de un bebé que tuvo una anomalía genética mientras aún estaba en el útero, siempre es bueno hacerse un examen genético para proteger a su bebé.

Algunos trastornos genéticos que se pueden diagnosticar antes del nacimiento lo son:

- Hemofilia A
- Anemia drepanocítica
- Fibrosis quística
- Talasemia
- Enfermedad renal poliquística
- Distrofia muscular de Duchenne
- Enfermedad de Tay-Sachs

Puede utilizar los métodos de detección que se mencionan a continuación durante su embarazo:

- Amniocentesis
- Prueba de alfafetoproteína (AFP) o prueba de marcadores múltiples
- Prueba de ADN fetal sin células
- Muestras percutáneas de sangre umbilical (tomar una pequeña muestra de sangre del cordón umbilical del bebé)
- Muestra de vellosidades coriónicas
- Gammagrafía por ultrasonido

Pruebas Prenatales del Primer Trimestre

Durante el primer trimestre, deberá hacerse un análisis de sangre materno y una ecografía para controlar el desarrollo del feto. Estos exámenes ayudarán al médico a determinar si el feto está en riesgo de desarrollar cualquier defecto congénito. Las pruebas de detección realizadas durante el primer trimestre incluyen:

1. Ultrasonido para determinar la translucencia nucal: Este examen examinará el área alrededor del cuello

del feto para verificar si hay engrosamiento o aumento de líquido a través de una ecografía.

2. Ultrasonido para determinar el hueso nasal: Es difícil ver el hueso nasal en algunos bebés que tienen una anomalía cromosómica como el síndrome de Down. Se realiza un ultrasonido durante la undécima semana de gestación para determinar el hueso nasal.

3. Análisis de sangre materna o de suero: Estas pruebas se utilizan para medir los niveles de dos sustancias que se encuentran en cada mujer embarazada:

4. Proteína plasmática A: Esta proteína se produce en las primeras semanas de embarazo en la placenta, y los niveles anormales de esta proteína aumentarán el riesgo de anomalías cromosómicas.

5. Gonadotropina coriónica: Esta hormona también se produce en la placenta durante las primeras semanas del embarazo, y los niveles anormales de esta hormona aumentarán el riesgo de anormalidad cromosómica.

Si los resultados de cualquiera de estas pruebas son anormales, es importante que busque asesoría genética. Algunas pruebas adicionales como la amniocentesis, el muestreo de las vellosidades coriónicas, los ultrasonidos y las pruebas de ADN fetal tendrán que ser completadas para diagnosticar con precisión los problemas.

Pruebas de detección prenatales del segundo trimestre

Durante el segundo trimestre, usted necesitará tomar varias pruebas llamadas marcadores múltiples. Estas pruebas proporcionan información sobre cualquier defecto de nacimiento o trastorno genético que su bebé pueda desarrollar durante el embarazo. Estas pruebas se realizan tomando una muestra de sangre entre las semanas 16 y 18 de su embarazo. Algunos de estos marcadores incluyen:

1. Detección de AFP: Este examen medirá los niveles de AFP en su sangre durante su embarazo. La AFP es una proteína producida por el líquido amniótico que cubre al feto, y esta proteína puede entrar en la sangre cuando pasa a través de la placenta. Si su sangre tiene niveles anormales de AFP, puede indicar lo siguiente:

2. Defectos en la pared del abdomen en el feto

3. Debido a que los niveles son diferentes a lo largo del embarazo, puede indicar una fecha de parto mal calculada.

4. Anomalías cromosómicas como el síndrome de Down

5. Espina bífida y otros defectos del tubo neural

6. Gemelos - en este caso, los niveles más altos de AFP en su sangre se deben a que dos fetos están produciendo la misma proteína.

7. El estriol, la inhibina y la gonadotropina coriónica son hormonas que se pueden utilizar para determinar la salud del feto. Esta hormona se produce en la placenta.

Cualquier resultado anormal en estas pruebas significa que será necesario realizar algunas pruebas adicionales para eliminar dudas. Su médico puede pedirle que se haga una ecografía para verificar la salud del feto y también reevaluar los hitos de su embarazo. Cuando haya realizado las pruebas durante el primer y segundo trimestre, puede usar los resultados para confirmar si su feto está sano o no.

Ultrasonido

Se utiliza una ecografía para crear una imagen del bebé y de los órganos internos utilizando ondas sonoras de alta frecuencia. Se realiza una ecografía durante el embarazo para verificar la fecha prevista de parto y controlar el crecimiento del feto.

¿Cuándo se realiza un ultrasonido durante el embarazo?

Una ecografía se realiza durante el embarazo por numerosas razones:

Primer Trimestre

- Detectar cualquier anormalidad en el feto
- Examinar la anatomía del útero
- Determinar el número de fetos
- Evaluar la fecha de vencimiento
- Diagnosticar un aborto espontáneo o un embarazo ectópico

Mitad del trimestre

- Reevaluar la fecha de vencimiento si es necesario
- Ayudar en algunas pruebas prenatales
- Examinar el feto en busca de anormalidades, si las hubiera
- Verificar la cantidad de líquido amniótico
- Monitorear el crecimiento del feto
- Examinar el flujo de sangre

- Observar la actividad y el comportamiento fetal
- Medir la longitud del cuello uterino

Tercer Trimestre

- Monitorear el crecimiento del feto
- Verificar la cantidad de líquido amniótico
- Evaluar la placenta
- Determinar la posición del feto
- Realizar una prueba de perfil biofísico

CONCLUSIÓN

Gracias por comprar el libro.

El embarazo es uno de los momentos más emocionantes de la vida de una mujer, pero también es uno de los períodos más sensibles de su vida. Una mujer deberá tener en cuenta muchas cosas con respecto a su nutrición para asegurarse de que ella y su bebé estén seguros. Durante el transcurso de este libro, usted recopilará información sobre los diferentes suplementos que puede tomar para prevenir deficiencias y diferentes complicaciones durante el embarazo. Espero que reúnas toda la información que buscas y que estés sana durante tu embarazo.

FUENTES

https://www.webmd.com/baby/features/7-pregnancy-warning-signs#2
https://www.pregnancybirthbaby.org.au/search-results/complications
https://www.healthline.com/health/pregnancy/delivery-complications#risk-factors
https://www.pregnancybirthbaby.org.au/pregnancy-complications
https://www.pregnancybirthbaby.org.au/severe-vomiting-during-pregnancy-hyperemesis-gravidarum
https://www.pregnancybirthbaby.org.au/bleeding-during-pregnancy
https://www.pregnancybirthbaby.org.au/itching-during-pregnancy
https://www.pregnancybirthbaby.org.au/pre-eclampsia
https://www.healthline.com/nutrition/supplements-during-pregnancy#TOC_TITLE_HDR_5
https://www.healthline.com/health/high-blood-pressure-hypertension/during-pregnancy#complications

https://www.webmd.com/diabetes/gestational-diabetes#2
https://www.pregnancybirthbaby.org.au/exercising-during-pregnancy
https://www.hopkinsmedicine.org/health/wellness-and-prevention/common-tests-during-pregnancy

ALIMENTOS PARA EL EMBARAZO
VOLUMEN 3

Guía para madres: conoce los mejores suplementos y nutrientes para que tu bebé consiga un desarrollo saludable

Quiero agradecerles por haber elegido este libro. Los dos primeros volúmenes proporcionaron información sobre los diferentes tipos de alimentos que se pueden comer. Esos volúmenes le ayudaron a entender por qué era importante que usted cuidara su dieta durante su embarazo. Este libro discutirá algo un poco más importante.

Usted está obligada a estar bajo un estrés inmenso durante el embarazo, y esto llevará a algunos problemas durante el trabajo de parto o después del embarazo. Es extremadamente importante que usted entienda cómo lidiar con este estrés. Este libro arroja algo de luz sobre por qué las mujeres pueden estar bajo un estrés excesivo durante el embarazo, y también proporciona algunos consejos que puede utilizar para superar ese estrés. Usted también reunirá información sobre algunas toxinas de las que debe ser cauteloso, y lo que debe hacer para evitar cualquier exposición a esas toxinas.

Usted se ha cuidado y ha dado a luz a un nuevo bebé saludable. Ahora, ¿a qué debemos de prestarle atención? ¿Cómo cuidas tu cuerpo? Este libro discutirá sobre los diferentes cambios que usted puede esperar en su cuerpo, y también habla sobre cómo puede manejar esos cambios. Espero que la información en este libro le ayude a pasar el embarazo con facilidad.

TOXINAS QUE SE DEBEN EVITAR DURANTE EL EMBARAZO

Cuando usted está embarazada, se le aconseja evitar el alcohol y dejar de fumar. Las investigaciones demuestran que el consumo de alcohol durante el embarazo puede conducir al síndrome de alcoholismo fetal, y fumar aumenta el riesgo de mortinato, síndrome de muerte súbita del lactante y aborto espontáneo. Parece un poco extraño cuando la gente te pide que dejes de usar esmalte de uñas, de usar ambientador o de beber agua de botellas de plástico, ¿no es así? La investigación realizada por el Grupo de Trabajo Ambiental (EWG) muestra que los químicos en estos productos no son seguros para usted o su bebé, y pueden ser tan tóxicos como el alcohol o el humo. Las sustancias químicas presentes en estos productos llegarán al torrente sanguíneo y pasarán al feto a través de la placenta. Si estas toxinas se transmiten al feto durante las etapas de desarrollo, pueden causar daño irreversible o permanente a los órganos y al cerebro. Este daño no sólo estará presente al nacer, sino que continuará hasta la edad adulta.

La investigación realizada por EWG concluyó que un bebé podría nacer con cerca de 232 contaminantes y compuestos industriales. Algunos de estos contaminantes y compuestos se encuentran en el agua y el suelo, y es imposible evitarlos. Hay otros que se pueden encontrar en la pintura y los champús de las casas, y es fácil evitarlos. Este capítulo enumera diez contaminantes de los que usted debe protegerse a sí misma y a su bebé.

Plomo

El plomo es un poderoso metal neurotóxico conocido por causar trastornos del sistema nervioso, daño cerebral permanente, hiperactividad y dificultades de aprendizaje y comportamiento. Si usted está expuesta a este metal durante su embarazo, puede poner en peligro a su hijo o hija. Se sabe que el plomo ralentiza el crecimiento de un niño, tanto en el útero como después de su nacimiento.

¿Cómo cree que ocurre la exposición? Usted puede beber agua del grifo, y esta agua puede estar contaminada con plomo. El plomo contamina el agua si las tuberías se mantienen mal o el metal es muy viejo. Esto es lo que pasó en una ciudad de Michigan. También puede inhalar algo de polvo contaminado con plomo proveniente de astillas o pintura vieja. Usted podría estar trabajando en un jardín donde el suelo está contaminado con plomo debido a un edificio que fue pintado por última vez en el año 1978. El plomo fue prohibido de las pinturas sólo después de 1978. Hay algunos lápices labiales que tienen algo de plomo en ellos porque los pigmentos utilizados para darle al lápiz labial algo de color contienen plomo.

Cómo evitar el plomo

Debe asegurarse de que el grifo que utiliza para el agua esté libre de plomo. Usted debe revisar el Informe de

Confianza del Consumidor emitido por la compañía de agua de su área. Si el agua del grifo no está libre de plomo, debe ponerse en contacto con los funcionarios de su área y exigirles que reparen el sistema de agua en el área. Alternativamente, usted puede comprar un filtro que filtrará cualquier contaminante, incluyendo el plomo.

Si su casa fue construida antes del año 1978, debe usar un equipo de pruebas y verificar si la pintura está libre de plomo o no. Los resultados de su prueba le dirán si necesita llamar a un especialista en reducción de plomo. Si desea renovar una casa antigua, debe desalojar la residencia y mudarse a un área libre de plomo. Si desea utilizar cosméticos, debe seguir utilizando productos orgánicos en los que los pigmentos utilizados son pigmentos naturales de frutas.

Mercurio

El mercurio es otro neurotóxico que impedirá el desarrollo del cerebro y del sistema nervioso. El mercurio al que estamos expuestos es a través de la contaminación del aire. Cuando una central eléctrica quema carbón, libera mercurio en el aire, que luego cae en lagos de agua dulce, ríos, arroyos y océanos. Luego se acumulará en peces como el tiburón, el blanquillo, la caballa gigante, el pez espada y el atún. El mercurio también está presente en termómetros y bombillas fluorescentes más antiguos, pero la mayor exposición se produce a través de los mariscos que contienen mercurio.

Cómo evitar el mercurio

Como se mencionó en los libros anteriores, usted debe consumir mariscos bajos en mercurio, pero ricos en ácidos grasos omega-3, como tilapia, anchoas, camarones, bacalao, abadejo, trucha y sardinas. También debe cambiar a usar un termómetro digital o usar una bombilla CFL o una bombilla LED, ya que son de bajo consumo de energía.

Policlorobifenilos

Los PCB o los bisfenoles policlorados fueron etiquetados como posibles carcinógenos humanos por la Agencia de Protección Ambiental de los Estados Unidos (EPA). Los PCB también dañan el sistema inmunológico, neurológico y reproductivo humano. Estos compuestos han sido prohibidos desde el año 1976, pero todavía se pueden encontrar en animales y personas que viven cerca de áreas donde solían producirse PCBs.

La gente a menudo ingiere PCB a través de los alimentos. Como se mencionó anteriormente, el suelo puede contaminarse debido a los PCB. El ganado que pasta en este suelo será contaminado con PCBs. Estudios realizados por investigadores en el estado de Washington encontraron que había altos niveles de PCB en el empaque de algunos alimentos como macarrones y queso, tacos, queso y galletas saladas, entre otros. Los PCB también se utilizan en tintas y colorantes, y se han encontrado en revistas, pinturas caseras y periódicos.

Cómo evitar los PCB

Los estudios demuestran que los PCB se encuentran en grandes cantidades en la grasa, y es por esta razón que se debe evitar el consumo de pescado graso y carne roja. Usted siempre debe recortar la grasa de cualquiera de los alimentos que come. Es una buena idea consumir granos, frutas y verduras orgánicas en lugar de consumir alimentos procesados. También debe cambiar a imprimaciones y pinturas no tóxicas.

. . .

Formaldehído

El formaldehído es un contaminante que se encuentra en la mayoría de los productos, especialmente en productos para el hogar como gabinetes, muebles hechos de madera prensada, sillas, sofás y otros muebles, suavizantes de telas y alfombras. Este contaminante también se utiliza en champús, esmaltes de uñas y cosméticos como conservante. Las personas suelen estar expuestas al formaldehído cuando el producto químico se evapora del producto en el que se encuentra y se mezcla con el aire. Los estudios demuestran que el formaldehído tiene efectos negativos en el sistema inmunológico. Los estudios realizados en animales de laboratorio demostraron que el formaldehído conduce a un bajo peso al nacer.

Cómo evitar el formaldehído

Es importante que lea atentamente las etiquetas y que sólo compre aquellos productos que no contengan formaldehído. Si desea usar esmalte de uñas, debe elegir aquellos productos que no contengan formaldehído ni otros productos químicos. Asegúrese de pintarse las uñas siempre en una habitación bien ventilada. Si está instalando armarios o alfombras en su casa, asegúrese de dejar las ventanas abiertas.

Siempre compre gabinetes hechos completamente de madera en lugar de comprar productos hechos con tableros de partículas o madera prensada. No utilice ambientadores con dispensadores de aerosol, perfume atomizado y fragancias enchufables.

Ftalatos

El plástico a menudo se ablanda utilizando un compuesto químico llamado ftalato. Estos productos químicos facilitan a las empresas la elaboración de lociones corporales suaves, evitan que el spray para el cabello se vuelva rígido y también facilitan la aplicación del esmalte de uñas. Si usted usa cápsulas, existe la posibilidad de que pueda consumir ftalatos. Estos productos químicos también se utilizan para entregar fragancias. Se utilizan en productos de limpieza para el hogar, perfumes, ambientadores comerciales, productos de cuidado personal y detergentes para liberar sus olores.

Se realizaron estudios en animales machos de laboratorio para comprender los efectos de los ftalatos en los machos. Estos estudios concluyeron que los ftalatos pueden conducir a una disminución del número de espermatozoides, infertilidad, malformaciones de la uretra y el pene y testículos no descendidos. Estudios realizados por los Institutos Nacionales de Salud concluyeron que los ftalatos reducían las probabilidades de embarazo en las mujeres, y estos estudios también mostraron que los niños que nacieron de mujeres que estuvieron expuestas a los ftalatos durante su embarazo tenían un mayor riesgo de desarrollar TDAH. Estos bebés también pueden nacer con bajo peso, pueden nacer prematuramente o pueden ser susceptibles de tener sobrepeso más tarde en la vida.

Cómo evitar los ftalatos

Asegúrese de leer siempre las etiquetas. Siempre debe sustituir los ambientadores que están hechos con fragancias sintéticas, incluyendo ambientadores enchufables, ambientadores para autos colgantes, aerosoles con fragancias con productos libres de ftalatos. Siempre debe usar menos productos de cuidado personal, ya que la piel absorbe los productos químicos de los diferentes productos que utiliza.

Usted debe evitar poner en el microondas cualquier alimento en un recipiente de plástico, ya que los ftalatos del plástico se moverán hacia el alimento. También debe evitar el uso de impermeables y cortinas de baño de vinilo, ya que el vinilo también contiene ftalatos.

Retardantes de fuego

Los éteres difenílicos polibromados o PBDE son productos químicos industriales utilizados para retardar el fuego, especialmente en muebles, plásticos y colchones. Estos productos químicos pueden estar expuestos al aire, el suelo y el agua cuando se utilizan y se fabrican. No son solubles en agua, y tienden a depositarse en el fondo de lagos o ríos, y como resultado pueden acumularse en los peces. Estos productos químicos también se mezclan con el polvo de la casa. Los PBDE interfieren con el metabolismo, el desarrollo del cerebro y del sistema nervioso y el crecimiento. Es por esta razón que los niños que son afectados por PBDEs tienen capacidades cognitivas más bajas. Los PBDE también contribuyen a algunas enfermedades en los adultos.

Cómo evitar los PBDE

Los PBDE se utilizan para fabricar espuma y tapicería. Si tiene muebles viejos en casa, es posible que el relleno o el cojín estén expuestos. Tendrá que cubrir esto o reemplazar la decoración para reducir la concentración de PBDE en el polvo. También puede comprar muebles libres de PBDE. Asegúrese de elegir cualquier electrónica fabricada con alternativas a los retardantes de fuego.

Tolueno

El tolueno es un líquido incoloro y transparente con un olor distintivo. Este producto químico es un buen disolvente y se utiliza en diluyentes de pintura, pinturas, lacas, esmaltes de uñas, caucho, impresión, procesos de curtido del cuero y adhesivos. Este producto químico también se añade a la gasolina junto con el xileno y el benceno para mejorar los índices de octanaje. El tolueno a menudo está presente en el aire cuando hay mucho tráfico. Este producto químico se evapora fácilmente y es una fuente de contaminación del aire. Si deja abierta la pintura o el esmalte de uñas durante demasiado tiempo, el tolueno de los productos se evaporará en el aire.

Las mujeres que están expuestas a altos niveles de tolueno durante el embarazo tienen un riesgo mayor. El tolueno también puede afectar las funciones del hígado y los riñones, dañar el sistema reproductivo y también reducir la inmunidad frente a enfermedades específicas. Debe asegurarse de no exponerse a grandes cantidades de tolueno.

Cómo evitar el tolueno

Usted siempre debe asegurarse de que compra los esmaltes de uñas que no tienen tolueno y formaldehído. Nunca debe repintar sus muebles, sus armarios o barandillas cuando esté embarazada. Si desea volver a pintar su casa, debe usar pinturas a base de agua. No use ninguna pintura que necesite lavar con un disolvente. Si está llenando su auto con gasolina, asegúrese de alejarse para no inhalar los vapores.

PFOS o PFOA

El PFOA y el PFOS son productos químicos formulados para producir o fabricar adhesivos y antimanchas. Estos productos químicos son compuestos orgánicos prefluorados. Estos compuestos se utilizan en contenedores de comida rápida, alfombras y muebles, sartenes y ollas antiadherentes, bolsas de palomitas de maíz para microondas, cajas de pizza y ropa resistente a las manchas. La exposición a compuestos orgánicos prefluorados aumenta el riesgo de bajo peso al nacer. Todavía se están llevando a cabo investigaciones para comprender el impacto que estos compuestos tienen en el feto.

La investigación realizada en la Escuela de Salud Pública John Hopkins Bloomberg concluyó que las mujeres embarazadas que tenían niveles elevados de estos compuestos en su nacimiento dieron a luz a niños con bajo peso. Estos bebés también tenían una circunferencia de la cabeza más pequeña en comparación con los bebés que nacieron de mujeres que no estuvieron expuestas a estos químicos. Estas condiciones llevaron a algunos problemas médicos en los niños más adelante en sus vidas. Otros estudios han demostrado que la exposición a estas sustancias químicas conduce a niveles elevados de colesterol, dificultad para concebir y baja calidad del esperma.

Cómo evitar el PFOA o el PFOS

Siempre debe evitar los muebles resistentes a las manchas y asegurarse de que no utiliza ningún producto de protección contra las manchas en sus muebles o alfombras. Usted debe evitar usar ropa resistente a las manchas, y sólo comprar la ropa que pueda lavar fácilmente. Asegúrese de usar servilletas cuando coma y nunca deje ollas o sartenes antiadherentes en la estufa de gas sin supervisión. Nunca coloque estas ollas o sartenes a altas temperaturas. Si las ollas comienzan a deteriorarse, debe deshacerse de ellas o reemplazarlas con nuevas ollas y sartenes. Trate de usar utensilios de cocina de hierro fundido o acero inoxidable.

. . .

Asbesto

El asbesto compuesto es una combinación de seis minerales fibrosos, y la investigación muestra que estos minerales causan cáncer. Este material puede resistir el fuego, y es por esta razón que este se utiliza en la mayoría de las partes de la casa, incluyendo pisos de vinilo, aislamiento de ático y tuberías, tejas para techos, tejas de techo, ropa, yeso y productos automotrices como forros para frenos de tambor y pastillas de freno de disco. Las fibras de asbesto estarán expuestas al aire cuando los productos envejezcan, lo que facilita la inhalación del producto químico. También se sabe que el asbesto contamina el agua porque se encuentra en algunas rocas y en el suelo. Hay algunos suelos premezclados para macetas y jardines que también pueden tener algún contenido de asbesto en ellos. No existe un nivel seguro de exposición a esta sustancia química.

Cómo evitar el asbesto

Cuando esté comprobando la calidad del agua en su área, asegúrese de que también compruebe si hay contenido de asbesto en el agua. Se requiere que los proveedores de agua se adhieran a la Ley de Agua Potable Segura, la cual establece que tendrán que remover el asbesto del agua por completo. Si es difícil para ellos eliminar completamente el asbesto, deben reducir la concentración a 1 MFL. Si usted ve que el informe muestra que hay una mayor concentración, debe reunirse con el representante de su ciudad o condado y pedirle que investigue el asunto. Usted debe usar filtros que ayuden a eliminar tanto el asbesto como el plomo del agua.

Si usted vive en una casa que fue construida antes del año 1980, debe recordar que algunos de los componentes de la construcción podrían estar contaminados. Usted debe contratar a un experto para que tome muestras de los productos en la casa y determine la concentración de asbesto. Estos expertos pueden determinar si los artículos deben ser removidos o si el asbesto puede ser contenido en un solo lugar. Alternativamente, usted debe contratar a un profesional certificado que pueda limpiar el contenido de asbesto en la casa. Si le gusta la jardinería, no debe usar vermiculita para mejorar la calidad de la tierra para macetas. Debe tratar de usar aserrín, turba, corteza o perlita.

Bisfenol A o BPA

El plástico de policarbonato duro utilizado para fabricar biberones, jarras, vajillas como vasos y platos, recipientes para almacenar alimentos y biberones se fabrica utilizando el bisfenol A o BPA petroquímico. Este compuesto también se utiliza en los recibos térmicos de cajas registradoras y en la resina epóxica, que se utiliza para revestir latas de bebidas y alimentos con el fin de evitar la contaminación bacteriana y la corrosión. El BPA es un compuesto muy funcional, pero es un producto químico muy inestable. Este compuesto se filtrará en los líquidos y alimentos del envase.

El BPA puede alterar el sistema endocrino en el cuerpo, incluso si se consume en pequeñas dosis. Cualquier exposición al BPA es dañina para el feto ya que puede interrumpir el desarrollo. Esta sustancia química aumenta el riesgo de desarrollar cáncer de próstata y de mama, cambios en el comportamiento específico de cada sexo debido a los cambios en el desarrollo del cerebro y el inicio temprano de la pubertad. Esta sustancia química también está relacionada con la infertilidad, las enfermedades cardíacas, los problemas de comportamiento de los niños pequeños, la diabetes, la disfunción eréctil y los abortos espontáneos.

. . .

Cómo evitar el BPA

Si desea disminuir su exposición al BPA, debe reducir el número de botellas de agua plásticas que utiliza. Debe evitar el uso de los frascos que están etiquetados como libres de BPA. Use botellas de aluminio, acero inoxidable o vidrio en su lugar. Evite consumir alimentos y bebidas enlatadas y elija jugos y alimentos frescos o congelados. En lugar de consumir bebidas carbonatadas, debe tratar de tomar jugos o agua de tazones de vidrio. Si quiere comer frijoles, asegúrese de no comprar frijoles enlatados. Siempre remoje los frijoles durante la noche y cocínelos antes de comérselos.

Es difícil saber si un recibo tiene algo de BPA. Por lo tanto, deje el recibo si está seguro de que no lo necesita. Alternativamente, pídale a la tienda que le envíe el recibo por correo electrónico. Cuando esté en la tienda de comestibles, puede pedirle al cajero que deje el recibo en la bolsa. Recuerde que nunca debe colocar el recibo en su boca.

Capítulo Dos

ESTRÉS Y EMBARAZO

Usted notará que su cuerpo y sus emociones cambiarán durante su embarazo. También notará que su vida está cambiando, al igual que las vidas de todos los miembros de su familia. Usted acogerá estos cambios con felicidad, pero es importante que sepa que estos cambios añadirán nuevo estrés a su vida.

Es común que usted esté bajo mucho estrés durante el embarazo. Dicho esto, demasiado estrés hará que sea difícil para usted ser feliz durante esta etapa. Usted tendrá dolores de cabeza, comerá en exceso, perderá el apetito o incluso tendrá problemas para dormir.

Si usted está bajo mucho estrés durante largos períodos, esto llevará a algunos problemas de salud como la presión arterial alta y también aumentará el riesgo de desarrollar algunos problemas cardíacos. Si usted está sufriendo de mucho estrés, también puede dar a luz antes de la fecha programada. Las probabilidades de bajo peso al nacer también aumentan. Si su bebé nace demasiado pronto o es demasiado pequeño, tienen un mayor riesgo de desarrollar algunos problemas de salud.

. . .

Causas de estrés durante el embarazo

Hay diferentes razones por las que las mujeres están bajo estrés durante el embarazo, pero hay algunas razones comunes:

- Usted puede tener dolor de espalda, náuseas y estreñimiento o sentirse cansada debido al embarazo; es normal que las mujeres se enfrenten a estas molestias durante el embarazo.
- Su estado de ánimo está destinado a cambiar porque sus hormonas siguen fluctuando. Se le hace muy difícil manejar el estrés cuando su estado de ánimo cambia constantemente.
- Probablemente esté preocupada por lo que puede suceder durante el trabajo de parto o puede estar preocupada por cómo cuidará a su hijo después de dar a luz.
- Si usted está trabajando, está bajo mucha presión para manejar sus responsabilidades y también preparar a sus colegas para que puedan manejar su trabajo cuando usted está fuera del mismo.
- Es cierto que su vida puede tomar algunos giros inesperados, y esto no va a parar porque esté embarazada. Los cambios en su vida le afectarán y a veces pueden causar un estrés excesivo.

Tipos de estrés que causan problemas durante el embarazo

Todas las mujeres están bajo estrés durante el embarazo, y si lo manejas bien, puedes enfrentarte a muchos otros desafíos. El estrés regular como estar sentado en el tráfico y las fechas límite del trabajo no causará ningún problema durante el embarazo. Dicho esto, si usted está bajo un estrés excesivo durante su embarazo, el riesgo de problemas como el nacimiento prematuro aumentará. Las mujeres que están bajo estrés durante el embarazo pueden dar a luz a bebés sanos, pero usted necesitará tener cuidado si experimenta los siguientes tipos de estrés:

- ***Acontecimientos negativos de la vida***

Usted estará bajo estrés si pierde un trabajo o una casa o está pasando por un divorcio, alguna enfermedad o ha sido testigo de una muerte en la familia. Estos eventos conducirán a un estrés inmenso, que puede perjudicarla a usted y a su bebé.

- ***Eventos catastróficos***

Acontecimientos como ataques terroristas, terremotos y huracanes también provocan un estrés excesivo.

- ***Estrés de larga duración***

El estrés duradero es causado cuando usted está siendo maltratada en casa o en el trabajo, está deprimida, tiene serios problemas de salud o está enfrentando algunos problemas financieros. Si usted está sufriendo de depresión, se sentirá molesta y triste por largos períodos de tiempo, lo que le dificultará llevar una vida normal.

- ***Racismo***

Bastantes mujeres se enfrentan al estrés causado por el

racismo. Es por esta razón que las mujeres afroamericanas tienen un mayor riesgo de dar a luz a bebés con bajo peso al nacer o pueden dar a luz antes de la fecha prevista en comparación con las mujeres de otros grupos étnicos o raciales.

- ***Estrés relacionado con el embarazo***

Las mujeres siempre están bajo estrés durante el embarazo, y a esto se suman la preocupación constante por la salud de su bebé, ya sea si pueden manejar el dolor durante el trabajo de parto, o que tal serán como padres y si es que perderán a su bebé. Si usted se encuentra pensando de esta manera, debe hablar con su médico.

Trastorno de estrés postraumático (TEPT) y embarazo

El TEPT o trastorno de estrés postraumático es cuando usted tiene problemas después de haber experimentado o presenciado un evento terrible como abuso, la pérdida de un ser querido, un desastre natural, un ataque terrorista o una violación. Las personas que tienen PTSD pueden tener lo siguiente cuando se les recuerda el evento:

- Pesadillas
- Flashbacks del evento
- Ansiedad grave
- Respuestas físicas como sudoración, latidos cardíacos acelerados y náuseas

Casi el ocho por ciento de las mujeres sufren de TEPT durante el embarazo, y es probable que den a luz a bebés con bajo peso al nacer o que den a luz antes de la fecha programada en comparación con las mujeres que no tienen TEPT.

Las mujeres que sufren de TEPT comúnmente fuman cigarrillos, consumen drogas o beben alcohol para lidiar con la ansiedad o el miedo causado por el TEPT. Cuando se comportan de esta manera, pueden tener muchos problemas durante el embarazo. Si usted sufre de PTSD, es importante que hable con su médico y que se ponga en contacto con un profesional de salud mental que pueda guiarla.

¿El estrés causa problemas durante el embarazo?

La mayoría de las personas no entienden cuáles son los efectos del estrés en el embarazo. Existen algunas hormonas relacionadas con el estrés que pueden causar numerosas complicaciones en el embarazo. El estrés prolongado o el estrés grave pueden afectar su sistema inmunológico, y esto aumentará las probabilidades de desarrollar una infección. Debido a que su sistema inmunológico es débil, hay posibilidades de que usted pueda desarrollar algunas infecciones uterinas que pueden llevar a un nacimiento prematuro.

El estrés también afectará la manera en que usted responde a algunas situaciones en la vida. Usted puede comenzar a consumir alcohol, o empezar a fumar y puede recurrir a tomar drogas callejeras para soportar ese estrés que puede llevar a algunos problemas en su embarazo.

¿Cómo afecta el estrés a su bebé más adelante en la vida?

Se sabe que los altos niveles de estrés pueden causar algunos problemas durante el embarazo e incluso después del parto. El estrés afecta el desarrollo del cerebro y del sistema inmunológico de su hijo y, como resultado, es posible que le resulte difícil prestar atención o que esté ansioso en todo momento.

Capítulo Tres

¿CÓMO LIDIAR CON EL ESTRÉS DURANTE EL EMBARAZO?

Como se mencionó anteriormente, usted está obligada a estar ligeramente estresada por los numerosos cambios que están ocurriendo en su cuerpo durante su embarazo. Si sólo está estresada ocasionalmente, no tendrá ningún problema con su embarazo. Si usted está ansiosa, irritable y estresada durante todo el día y por largos períodos, debe hablar con su médico para entender por qué se siente de esta manera. El estrés prolongado o extremo puede aumentar el riesgo de bajo peso al nacer. Puede que no te afecte demasiado el estrés bajo el que estás, pero es importante que abordes tus problemas ahora para que puedas disfrutar de las alegrías que te trae el embarazo.

Cómo reducir el estrés

Veamos los diez pasos que puede seguir para reducir el estrés durante el embarazo.

#1 Concéntrese siempre en su bebé

Es importante que te tomes un tiempo de tu apretada agenda y te concentres en ti misma. Los estudios demuestran que es importante tanto para usted como para su bebé que se relaje, por lo que nunca debe preocuparse de tomarse un tiempo para sí misma. Si has leído los libros, sabes que tu bebé puede oír tu voz desde la semana 23, así que deberías intentar cantar, leer o charlar con él. Esta es una de las mejores maneras de establecer un vínculo con su hijo, y se sentirá mucho mejor con respecto a su embarazo.

#2 Duerma bien

Siempre debes escuchar a tu cuerpo. Asegúrese de tomar una siesta o acostarse temprano si se siente demasiado cansada. También está bien tomar un descanso del trabajo si el ritmo de trabajo es agotador. Los estudios demuestran que el sueño es importante para la salud mental, y si usted es feliz, tendrá un embarazo saludable. Hay numerosos consejos que puede utilizar para asegurarse de que duerme bien durante el embarazo.

- Desarrolle un horario de sueño y asegúrese de cumplirlo. Despertarse y acostarse a la misma hora todos los días. Es cierto que usted puede querer dormir hasta tarde algunos días, pero recuerde que cuando lo haga le será más difícil dormir por la noche.
- Reciba un masaje relajante antes de acostarse.
- Cree un ritual relajante antes de irte a la cama. Tome un baño relajante, lea un buen libro o tome una bebida caliente antes de acostarse.

Es muy difícil para usted obtener el descanso que necesita cuando se convierte en madre. Aún así merece descansar un poco. Siempre puedes pedirle a tu pareja, padres, abuelos o amigos que cuiden a tu hijo durante unas horas para que puedas descansar un poco. Tómate un descanso y pasa el tiempo haciendo algo que te guste hacer.

#3 Hable de ello

Si tienes algún problema personal o estás preocupada por el bienestar de tu bebé, siempre debes hablar de ello. Hable con su médico sobre lo que está sintiendo. Nunca debes tener miedo de cómo te sientes realmente. Sólo cuando usted es honesta acerca de cómo se siente puede obtener todo el apoyo. Su médico habrá visto a tantas mujeres pasar por problemas similares y les encantaría ayudarla a superar sus miedos en lugar de dejarla sufrir en silencio. También puede hablar con su pareja. Es posible que su pareja también esté preocupada y tenga otras preocupaciones también. Es sólo cuando usted habla de las cosas que ayudará a que usted se sienta mejor acerca de la situación.

Si le hace sentir mejor, puede hablar con otras mujeres embarazadas durante una clase de ejercicio o una visita al médico. También pueden tener los mismos sentimientos que usted y querrán escucharle.

#4 Comer bien

Es importante que usted coma bien y que coma la comida adecuada. Los alimentos que consuma le proporcionarán alimento para su cuerpo, su cerebro y su bebé. Los dos primeros volúmenes de la serie proporcionaron información sobre los diferentes tipos de alimentos que se pueden y no se pueden comer. Debe asegurarse de comer a intervalos regulares para asegurarse de que sus niveles de azúcar en la sangre no bajen. Cuando sus niveles de azúcar en la sangre bajan, usted estará más irritable y cansada.

No es fácil para ti comer bien si no te sientes muy bien al respecto. Si usted sufre de náuseas matutinas, evitarás las comidas. Pero usted debe encontrar una manera de consumir por lo menos una comida completa cada día. Esto te hará sentir mejor. También debe asegurarse de beber al menos ocho vasos de agua al día. Si no consume suficiente agua, se deshidratará y esto afectará su estado de ánimo.

Antes de quedar embarazada, es posible que haya tomado un vaso de vino para ayudarla a relajarse, pero debe evitar el alcohol durante el embarazo. Puedes beber un vaso de leche caliente en lugar de vino.

#5 Trate de hacer ejercicio

Es posible que no quiera hacer ejercicio, y esto es probablemente lo último que se le pasa por la cabeza, especialmente cuando está embarazada. Sin embargo, se sabe que el ejercicio levanta el ánimo de una persona en cualquier momento. Una de las razones por las que los médicos aconsejan a las personas que hagan ejercicio es que ayuda a liberar el químico llamado dopamina en su cerebro. Este producto químico está hecho para sentirse bien. Usted puede hacer diferentes tipos de ejercicios durante su embarazo, y estos han sido listados en el segundo volumen de la serie. Debe asegurarse de hablar con su médico antes de participar en cualquier actividad. Uno de los mejores ejercicios para hacer durante el embarazo es nadar. Esta actividad mantendrá su cuerpo tonificado y no será demasiado dura para sus articulaciones.

También puede unirse a una clase de yoga durante el embarazo. El yoga no sólo estira los músculos de tu cuerpo, sino que también te ayuda a aprender algunas técnicas de meditación que puedes usar para relajar y calmar tu mente. Estas técnicas aumentarán su bienestar emocional. Es una buena idea añadir unos minutos de ejercicio a su programa diario. Usted puede caminar alrededor de la casa tan a menudo como pueda durante diez minutos. Si te gusta estar al aire libre, puedes dar un paseo por el parque.

#6 Prepárese para el parto

Es importante que usted entienda lo que puede suceder durante el trabajo de parto. Deberías inscribirte en algunas clases para entender mejor esto. Cuando usted sabe lo que puede esperar y entiende todas sus opciones, se sentirá segura. También es una buena idea hablar con su médico para entender lo que puede esperar del embarazo, y también hacer todas las preguntas que pueda. Su médico puede ayudarle a escribir un plan que le ayudará a definir sus preferencias. No hay nada malo en hacer cambios en su plan más adelante. Es importante que mantenga el plan flexible. Esto le ayudará a mantener la calma incluso si el nacimiento no ocurre de la manera en que lo imaginó.

Si va a dar a luz en un centro de maternidad o en un hospital, puede pedirle a su médico que le permita visitar la sala de partos de antemano. Cuando estés familiarizada con tu entorno, te sentirás mejor sobre todo el proceso y esto te ayudará a poner a descansar tu mente. Si tiene miedo de dar a luz y prefiere someterse a una cesárea, debe hablar con su médico. Ellos pueden ayudarle a manejar el miedo y la ansiedad, y también remitirlo a un terapeuta que pueda ayudarle a resolver sus problemas. Se sentirá mejor al dar a luz al final.

#7 Lidiar con los viajes al trabajo

Una de las principales fuentes de estrés son los viajes, y

esto empeorará cuando esté embarazada. Es desafortunado que su empleador sólo tenga que preocuparse por los viajes relacionados con el trabajo. No está obligado a pensar en cómo se viaja diariamente al mismo. Dicho esto, algunos empleadores se esfuerzan por ayudarla durante el embarazo y cambiar los horarios de los turnos para que no tenga que trabajar horas extras ni desplazarse durante el tráfico.

Es importante que usted lleve un registro cuando se siente en el transporte público. Si nadie se ofrece a darle un asiento, usted puede solicitar que le den uno. A las mujeres embarazadas se les dan boletos de primera clase en algunos trenes. Puede visitar el sitio web del operador para obtener más información sobre estos billetes.

#8 Resuelva cualquier problema de dinero

La mayoría de las mujeres se preocupan por cómo van a pagar el equipo y la ropa que necesitan una vez que dan a luz. Si está preocupado, siéntese y haga una lista de todo lo que necesita. También puede ver si hay algunos artículos que puede pedir prestados a su familia o amigos.

Usted no tiene que comprar todo lo que está en su lista. Necesitarás cestas y cunas sólo por un corto periodo de tiempo, y puedes pedirlas prestadas a tus amigos. También puede comprar muchos de los artículos de segunda mano. Si no quieres comprar estos productos en línea, puedes pedirle a un amigo que te ayude.

Si usted está constantemente preocupada por el dinero y por cómo le va a dar a su bebé un buen comienzo, debe hablar con su médico. También puede ponerse en contacto con el centro infantil local para ver dónde puede conseguir algunos de los artículos que está buscando. Usted puede verificar con su empleador si es elegible para alguno de los programas en el trabajo y ver si hay algún beneficio que usted pueda reclamar.

Es importante que se asegure de que obtenga la totalidad de su licencia de maternidad y de su salario. Hable con su gerente de recursos humanos y entienda los diferentes beneficios y apoyo que su empleador está ofreciendo.

#9 *Asistir a Terapias Complementarias*

Una de las mejores maneras de desestresarse es tomar un masaje. Puedes pedirle a tu pareja que te dé un masaje en la parte baja de la espalda, y si no sabe cómo hacerlo, mostrarles un video para ayudarles a entender es una buena opción. También puede pedirles que le den un masaje de relajación. Si usted no quiere su ayuda, puede aprender cómo puede darse un masaje en los pies. Muchos salones de belleza y spas ofrecen diferentes tratamientos de masaje durante el embarazo. Debe asegurarse de que la persona que le da el masaje esté capacitada para trabajar con mujeres embarazadas. Algunos estudios demuestran que la aromaterapia ayuda a reducir la ansiedad. También le ayuda a sentirse relajada y tranquila.

#10 *Esté atenta*

El concepto del *Mindfulness* es una de las mejores maneras de conectarse con su entorno. Puedes disfrutar cada momento, y no pensar en cosas negativas. Esto significa que tendrás que gastar toda tu energía y concentrarte sólo en aquellos momentos de tu vida en los que estás extremadamente feliz, como cuando sentiste por primera vez a tu bebé patear. Las investigaciones demuestran que la práctica de la atención plena ayuda a aliviar la preocupación, la depresión, el estrés y la ansiedad en las mujeres embarazadas. Veamos algunos consejos que puede utilizar para estar atenta todos los días de su vida:

- Preste siempre atención a los olores, sonidos, vistas y cualquier otra sensación a su alrededor cuando esté pasando el día. Será difícil hacer esto en todo momento, así que tómate un tiempo todos los días y concéntrate en todo lo que estás experimentando.
- Si usted tiene la misma rutina, puede detenerse y observar las cosas familiares que le rodean. Usted siempre debe tratar de hacer algo nuevo cada día, como tomar una ruta diferente, caminar a una tienda diferente o sentarse en un lugar diferente cada vez que salga a caminar.
- Siempre tómate un tiempo para concentrarte en tus pensamientos y presta atención al flujo de los mismos. Deje que su mente se desvíe y vea cómo fluyen sus pensamientos. Asegúrese de ponerle un nombre a cada pensamiento o sentimiento y trate de identificar algún patrón entre esos pensamientos y sentimientos.
- También puedes practicar la meditación de la atención plena. Necesitará cerrar los ojos y concentrarse sólo en su respiración o en los sonidos a su alrededor. Si encuentras tu mente deambulando, deberías traerla de vuelta.

#11 Regálese

Una de las mejores maneras de relajarse es reírse. Intenta leer una buena novela, ver algunos vídeos o películas divertidas, jugar a juegos divertidos con tu pareja o reunirte con tus amigos. Usted debe invertir en todos los tratamientos de belleza que pueda durante su embarazo.

· · ·

¿Qué pasa si todavía está estresada?

Usted debe hablar con su médico si sus niveles de estrés son demasiado altos. En el momento en que usted comienza a sentirse abrumada, debe reunirse con su médico. Usted podría estar sufriendo de depresión o ansiedad, o podría necesitar ayuda para dejar de pensar negativamente. Todos necesitamos que alguien nos ayude a ordenar nuestros pensamientos.

Es posible que su médico le pida que asista a algunas reuniones de grupos de apoyo o que la remita a un psicoterapeuta o consejero. También se le puede pedir que se someta a terapia cognitivo-conductual dependiendo de la gravedad de su estrés. Su médico le puede dar algunas estrategias que usted puede usar para ayudarle a enfrentar la ansiedad o la depresión.

Si usted está tomando algún medicamento para cualquier condición de salud mental como la depresión, debe asegurarse de no dejar de tomarlo abruptamente. Pregúntele a su médico cuáles son los riesgos de tomar este medicamento durante su embarazo. Es posible que tenga que seguir tomando el medicamento o que se le pida que se someta a terapia cognitivo-conductual.

Usted puede sentir que su estrés no es demasiado malo, y que no está ansiosa ni deprimida. Si todavía le molesta, debe hablar con su médico durante cualquiera de sus citas. Cuando usted recibe la ayuda adecuada, puede lidiar con el estrés durante el embarazo e incluso después de dar a luz.

Capítulo Cuatro

SU CUERPO DESPUÉS DEL EMBARAZO

Como se mencionó anteriormente, su cuerpo pasa por muchos cambios cuando usted da a luz, y estos cambios pueden ser tanto emocionales como físicos. Es importante que usted aprenda más sobre cualquier molestia postparto que pueda tener después del nacimiento y vea qué puede hacer para superar esa molestia. Antes de tratar cualquier molestia que pueda estar sintiendo, debe hablar con su médico. Hay algunos medicamentos que no debe tomar cuando esté amamantando. Asegúrese de asistir a todos sus chequeos incluso si no se siente diferente. Hay algunas condiciones que necesitarán ser tratadas inmediatamente después de dar a luz.

Cambios en su cuerpo unas semanas después de dar a luz

Su cuerpo pasará por muchos cambios después de que usted tenga un bebé. Usted notará que su cuerpo pasó por numerosos cambios durante el embarazo, y su cuerpo trabajó muy duro para mantenerla a usted y a su bebé saludables y seguros. Su cuerpo cambiará de nuevo después de dar a luz. Algunos de los cambios por los que pasa tu cuerpo son físicos, como que tus senos se agranden y se llenen de leche, mientras que otros son emocionales, como el estrés.

Es normal que se sienta un poco incómoda después de dar a luz y es normal que su cuerpo cambie. Dicho esto, algunos de los cambios y molestias que usted siente podrían ser síntomas de problemas de salud, y usted debe tratar estos cambios inmediatamente. Asegúrese de ir a todos sus chequeos incluso si cree que está bien. Es importante visitar al médico regularmente después de dar a luz para asegurarse de que se está recuperando bien. Su médico puede detectar cualquier irregularidad e informarle inmediatamente. Es importante que usted se cuide, ya que las nuevas madres tienen un mayor riesgo de desarrollar algunas complicaciones que ponen en peligro su vida unas semanas después de dar a luz.

¿Qué es el dolor en el perineo?

El área entre el recto y la vagina se llama perineo. Esta área se estirará y puede desgarrarse durante el trabajo de parto y el parto. Esta área a menudo está muy dolorida después de dar a luz y podría ser más dolorosa si decide someterse a una episiotomía. Una episiotomía es un corte hecho en el perineo para ayudar al bebé a salir. Si se siente adolorida, puede intentar lo siguiente:

- Realice algunos ejercicios de Kegel. Los ejercicios de Kegel fortalecerán los músculos del área pélvica. Cuando haga este ejercicio, debe apretar los músculos de la región pélvica que utiliza para evitar que orine. Usted debe mantener estos músculos apretados durante al menos diez segundos y liberarlos. Repita este ejercicio diez veces y realice el ejercicio al menos tres veces al día.

- Coloque una compresa fría en el perineo. Usted puede comprar una compresa fría y colocarla en su congelador o envolverla en una toalla y usarla como una compresa fría.
- Siempre siéntese sobre una almohada o cojín en forma de dona.
- Tome siempre un baño caliente.
- Usted puede desarrollar infecciones mientras la episiotomía está sanando. Asegúrese de limpiarse la región pélvica después de ir al baño para prevenir el desarrollo de cualquier infección.
- Hable con su médico para entender cómo puede lidiar con el dolor.

¿Qué son los dolores de posparto?

Su útero se habría expandido durante el embarazo para proporcionar suficiente espacio a su bebé, y tendrá que encogerse a su tamaño normal una vez que dé a luz. Cuando el útero se está encogiendo, sentirá algunos calambres en el vientre. Estos calambres desaparecerán en unos días. Cuando usted está embarazada, su útero pesará cerca de 2.5 onzas, y es duro y redondo. Cuando su útero se encoge de nuevo a su tamaño, sólo pesará dos onzas. Si el dolor es insoportable, puede pedirle a su médico que le recete algún medicamento para aliviar el dolor.

Cambios en el cuerpo después de una cesárea

Si usted decide dar a luz a través de una cesárea, su médico le hará un corte en el útero y en el vientre para ayudar a que el bebé salga. Esta es una cirugía mayor, y su cuerpo tardará algún tiempo en recuperarse. Usted puede estar extremadamente cansada durante los primeros días después de dar a luz porque puede haber perdido mucha sangre durante el procedimiento. El corte en el abdomen le dolerá. Aquí hay algunos consejos para ayudarle a lidiar con el dolor y los cambios:

- Si siente mucho dolor, puede pedirle al médico que le proporcione algún medicamento para el dolor. Nunca tome un medicamento sin consultarlo con su médico.
- Dado que estará cansada, debe pedirle a su pareja, amigos o familiares que la ayuden con el bebé.
- Trate de descansar lo suficiente. Asegúrese de dormir cuando su bebé duerme. Esto significa que usted también debe dormir durante el día.
- Nunca levante ningún objeto que sea más pesado que su bebé.
- No se ponga en cuclillas.
- Siempre sostenga su vientre cuando esté alimentando a su bebé.
- Reemplace los líquidos en su cuerpo bebiendo suficiente agua.

Secreción vaginal

Su cuerpo necesitará deshacerse de todo el tejido y la sangre que estaba presente dentro de su útero para proteger a su bebé. Necesitará eliminarlos del cuerpo, y este flujo se llama lochia o flujo vaginal. Verá que la secreción es de color rojo brillante y puede tener algunos coágulos de sangre. Esto sólo sucederá durante unos días después de dar a luz. Con el tiempo, el flujo se reducirá y la descarga se hará más ligera. Usted puede tener este flujo durante unas cuantas semanas o un mes. Usted necesitará usar toallas sanitarias hasta que el flujo se detenga.

Congestión mamaria

Unas semanas después de dar a luz, sus senos comenzarán a llenarse de leche. Se sentirán muy adoloridos y sensibles, pero esta molestia desaparecerá rápidamente cuando usted comience a alimentar a su bebé con regularidad. Si usted no quiere amamantar, la sensibilidad durará hasta que sus senos dejen de producir leche. Esto sucederá en unos días. Puede utilizar los siguientes consejos para ayudarle durante esta fase:

- Siempre alimente a su bebé. Nunca tome un descanso largo entre comidas y no se olvide de comer. Nunca debe dejar de alimentar a su bebé por la noche.
- Siempre debe quitarse un poco de leche de los senos antes de amamantar a su bebé. Usted puede hacer esto presionando sus senos con la mano o a través de un sacaleches.
- Siempre acuéstese sobre toallas calientes o tome una ducha caliente para ayudar a que la leche fluya. Si sus senos están muy sensibles, debe usar compresas frías.
- Cuando no está amamantando, sus senos pueden estar llenos de plomo. Para evitar que su ropa se moje, debe usar almohadillas para amamantar en su sostén.
- Si sus senos le duelen y todavía están hinchados, debe hablar con su médico para entender por qué.
- Si no desea amamantar, debe usar un sostén firme y

que le brinde apoyo.

Dolor en el pezón

Usted puede sentir algo de dolor alrededor de sus pezones cuando amamanta. Usted sentirá este dolor durante los primeros días, y el dolor empeora si sus pezones comienzan a agrietarse. Veamos algunos consejos para ayudarle a manejar el dolor:

- Hable con un especialista en lactancia o con su médico y asegúrese de que su bebé le esté chupando los pezones de la manera correcta.
- Pídale a su médico que le recete alguna crema que pueda usar en sus pezones.
- Después de que termine de amamantar, masajee sus pezones y senos con un poco de leche, y no los cubra hasta que estén secos.

Hinchazón

Muchas mujeres tendrán algo de hinchazón en la cara, las manos y los pies durante el embarazo, y esto se debe a la acumulación del exceso de líquido en su cuerpo. Tomará tiempo para que esta hinchazón se reduzca incluso después de dar a luz. Use los siguientes consejos para ayudarle a aliviar la hinchazón:

- Acuéstese siempre sobre su lado izquierdo cuando esté durmiendo o descansando.
- Levanta los pies y siéntese.
- Asegúrese de usar ropa suelta y de mantenerse

siempre fresco.
- Beba mucha agua.

Hemorroides

Las venas alrededor del ano pueden comenzar a doler o pueden estar hinchadas. Estas venas se llaman hemorroides y pueden sangrar o doler después del parto. Es común tener hemorroides durante el embarazo y después del parto. Veamos algunos consejos que le ayudarán a lidiar con las hemorroides:

- Tome siempre un baño de agua tibia.
- Hable con su médico y vea si puede usar una crema o aerosol para aliviar el dolor.
- Consuma alimentos como cereales integrales o pan, verduras y frutas para aumentar su consumo de fibra.
- Beba mucha agua.
- Nunca te esfuerces demasiado cuando esté evacuando.

Estreñimiento

Hay ocasiones en las que le resulta difícil evacuar las heces porque no tiene ninguna evacuación intestinal. Esto se llama estreñimiento. Usted se dará cuenta de que está estreñida durante unos días después de dar a luz. Si usted tiene estreñimiento, use los siguientes consejos:

- Siempre consuma alimentos ricos en fibra.
- Beba mucho líquido.

- Hable con su médico para entender qué medicamento puede tomar para aliviar el estreñimiento.

Problemas urinarios después de dar a luz

Usted puede tener una sensación de ardor o sentir dolor al orinar después de dar a luz. Puede haber ocasiones en las que quiera orinar, pero no puede hacerlo, mientras que habrá ocasiones en las que quiera dejar de orinar, pero no puede. Esta afección se denomina incontinencia y desaparecerá cuando los músculos de la región pélvica vuelvan a fortalecerse. Si tiene problemas para orinar, utilice los consejos que se dan a continuación:

- Beba mucha agua.
- Siempre deje un grifo abierto cuando quiera ir al baño.
- Tome un baño caliente.
- Hable con el médico si el dolor continúa.

Sudoración después de dar a luz

Usted puede sudar demasiado en la noche después de dar a luz, y esto se debe a que las hormonas en su cuerpo están cambiando. Use ropa suelta cuando se acueste y evite cubrirse con demasiadas mantas cuando se vaya a dormir. También debe dormir sobre una toalla si desea mantener secas las sábanas y la almohada.

¿Cómo bajar de peso después de dar a luz?

Usted perderá por lo menos diez libras de peso inmediatamente después de dar a luz y perderá unas cuantas libras más en la primera semana. Es una buena idea alcanzar su peso ideal durante este tiempo sin importar cuánto peso haya ganado durante su embarazo. Usted debe estar activa y consumir una dieta saludable, lo cual le ayudará a aumentar sus niveles de energía. Se sentirá mucho mejor si tiene suficiente energía. Usted no desarrollará ninguna afección de salud, como hipertensión arterial y diabetes, si alcanza un peso saludable. Si desea tener otro bebé en el futuro, es importante que alcance su peso ideal antes de su segundo embarazo. Veamos algunos consejos que puede utilizar para alcanzar un peso saludable:

- Hable con su médico sobre el peso que ha aumentado y pídale que le ayude a identificar una manera de alcanzar su peso ideal.
- Limite su consumo de alimentos procesados y dulces.
- Siga una dieta saludable.
- Beba mucha agua.
- Pídale a su médico que le ayude a entender qué tan activa puede estar después de haber dado a luz, especialmente si ha tenido una cesárea. Siempre comience lentamente y aumente la actividad con el tiempo. Puede nadar o caminar, pero asegúrese de mantenerse activa.
- Usted quema algunas calorías cuando amamanta.
- Nunca trate de perder demasiado peso porque su cuerpo necesitará nutrientes para sanar. Usted también reducirá el suministro de leche en sus senos si pierde peso demasiado rápido.
- Es posible que no pierda peso rápidamente, y esto está bien. No te enfades por ello. Su cuerpo tardará

un tiempo en ponerse en forma. Es importante que se mantenga en forma por más tiempo que preocuparse por ponerse en forma inmediatamente después de dar a luz.

¿Qué cambios en la piel pueden ocurrir después de dar a luz?

Tendrá algunas estrías en el abdomen y el vientre ya que la piel se estiró cuando estaba embarazada. Algunas mujeres también tienen estrías en la parte inferior, los muslos y las caderas. Estas estrías no desaparecerán después del parto, pero se desvanecerán. Puede aplicarse diferentes lociones o cremas en la piel. Dicho esto, estas lociones y cremas no hacen que estas marcas desaparezcan. Simplemente ayudan a reducir la comezón alrededor de esas marcas.

¿Qué cambios en el cabello pueden ocurrir después de dar a luz?

Usted puede haber notado que su cabello estaba más lleno y grueso durante su embarazo, y esto se debe a que los niveles hormonales en su cuerpo redujeron la pérdida de cabello. Después de dar a luz, notará que su cabello ha comenzado a adelgazarse y puede perder mucho cabello. Usted dejará de perder cabello después de seis meses, y su cabello volverá a su volumen normal en un año. Si desea evitar la pérdida de cabello, puede hacer lo siguiente:

- Consumir grandes cantidades de frutas y verduras. Los nutrientes protegerán su cabello y lo ayudarán a crecer.
- Sea siempre cuidadosa con su cabello. No use

trenzas, rodillos o colas de caballo apretadas. Esto estresará su cabello y lo arrancará.

- Siempre ponga su secador de pelo a enfriar cuando lo use.

¿Cuándo vuelve a tener su período después del embarazo?

Su período comenzará entre la sexta y octava semana después de haber dado a luz. Esto sólo sucede cuando usted no está amamantando. Si usted está alimentando, su período no comenzará hasta dentro de unos meses. Algunas mujeres no tienen su período hasta que dejan de alimentarse. Si su período regresa, no será el mismo que era antes de su embarazo. Podría ser más corto o más largo. Pronto volverá a ser como era antes de su embarazo.

¿Cuándo puedes volver a quedar embarazada?

Los médicos y los médicos recomiendan que las mujeres den a su cuerpo por lo menos seis semanas para sanar después de dar a luz. Esto significa que sólo pueden tener relaciones sexuales después de seis semanas. Incluso cuando tu cuerpo está listo para tener relaciones sexuales, debes tener cuidado ya que puedes quedar embarazada muy fácilmente. Tendrás que ovular antes de tener tu próximo período, y tu cuerpo tardará al menos seis semanas en poder ovular.

Si no desea volver a quedar embarazada, debe usar métodos anticonceptivos, como dispositivos intrauterinos, píldoras, condones e implantes. Hable con su médico sobre el control de la natalidad que debe usar, especialmente si está alimentando. Algunos métodos anticonceptivos reducen el suministro de leche.

Siempre es una buena idea esperar por lo menos dieciocho meses antes de volver a quedar embarazada. Cuando usted aumenta el tiempo entre sus embarazos, puede reducir el riesgo de nacimiento prematuro o de bajo peso al nacer.

¿Qué debe hacer cuando se sienta estresada o abrumada?

Es importante que entienda que su bebé no vino con instrucciones. Usted estará abrumada y bajo mucho estrés cuando esté cuidando a su bebé. Aquí algunas recomendaciones:

- Hable con su pareja y hágale saber cómo se siente. Permítales que le ayuden a cuidar del bebé
- Pídale ayuda a su familia y amigos, y asegúrese de informarles qué es exactamente lo que necesita que hagan.
- Busque un grupo de apoyo con madres primerizas
- Siempre consuma los alimentos adecuados y asegúrese de estar siempre activa.
- Evite consumir drogas duras, drogas callejeras o alcohol. Estas sustancias le harán más difícil manejar el estrés.

¿Qué es la melancolía posparto y la depresión posparto?

Las mujeres a veces se sienten molestas o tristes después de haber dado a luz a un bebé. Este fenómeno se llama depresión posparto o melancolía posparto. Es posible que se sienta de esta manera unos días después de dar a luz, y esta sensación puede durar hasta tres semanas. No es necesario tratar esta sensación, ya que desaparece por sí sola.

La depresión posparto, por otro lado, es un estado de depresión en el que las mujeres entran una vez que han dado a luz a su bebé. Si usted sufre de depresión posparto, tendrá fuertes sentimientos de preocupación, ansiedad, cansancio y tristeza, y estos sentimientos durarán mucho tiempo después de dar a luz. Le resultará difícil cuidar de sí misma y de su bebé si sufre de este tipo de depresión. Usted necesitará hacerse un chequeo y tratamiento. Esta es una de las formas más comunes de depresión que las mujeres enfrentan después de dar a luz.

#1 Cómo lidiar con la melancolía posparto

- Intenta dormir todo lo que puedas.
- Evite cualquier droga dañina y alcohol, ya que éstas afectarán su estado de ánimo. Existe la posibilidad de que usted se sienta peor después de consumir estas sustancias.
- Pídale a su pareja que le ayude. También puede comunicarse con familiares y amigos. Hágales saber lo que usted siente y dígales cómo pueden ayudarle.
- Pase algún tiempo fuera de la casa.
- Reúnase con otras madres.
- Si está molesta o tiene estos sentimientos durante más de dos semanas, hable con su médico.

#2 Cómo lidiar con la depresión posparto

- Hable con su médico
- Entender qué es PPD y cuáles son los factores de riesgo

- Obtenga más información sobre los signos y síntomas
- Pídale a su médico que le ayude a entender cómo puede tratar la PPD

¿Cómo puedes manejar el regreso al trabajo o a la escuela?

Definitivamente será difícil para usted dejar a su bebé en casa todo el día con un familiar, amigo o cuidador. También es difícil confiar plenamente en el cuidador, y es posible que usted y su pareja no estén de acuerdo en cuál es la mejor manera de cuidar a su hijo. Usted estará molesta por el hecho de que no puede quedarse en casa con su bebé. Veamos qué puede hacer al respecto:

- Hable con su pareja sobre cómo quiere cuidar a su hijo. Usted debe trabajar en las finanzas y ver cuánto puede gastar. También deben hablar entre ustedes sobre el tipo de cuidado que desean darle a su hijo. Por ejemplo, puede contratar a un cuidador que vaya a su casa y cuide al bebé. Alternativamente, usted puede dejar a su bebé en una guardería cuando esté fuera del trabajo.
- Usted puede pedirle a su familia y amigos que le aconsejen sobre el cuidado de niños. Puedes usar el mismo servicio que ellos o preguntarles si puedes usar a la misma persona.
- Si desea utilizar una guardería, asegúrese de obtener toda la información sobre las personas que trabajan en el centro. También debe llamar a otros padres que usan el mismo centro para ver lo que piensan.

- Usted debe preguntarle a su jefe si le parece bien que se vaya incorporando lentamente al trabajo. Usted puede trabajar unas horas desde su casa al principio, y luego comenzar a trabajar a tiempo completo.

¿Cómo pueden usted y su pareja acostumbrarse a ser nuevos padres?

Usted y su pareja se están acostumbrando a tener una tercera persona en su casa. Su pareja probablemente esté tan nerviosa y estresada como usted, así que asegúrese de no irritarse con ellos. Traten de confiar el uno en el otro y resolver las cosas juntos. Veamos lo que ambos deberían hacer:

- Aprenda cómo cuidar a su bebé juntos. Tome algunas clases de cuidado de bebés o lea algunos libros para entender mejor.
- No trate de hacer todo por su cuenta. Siempre debe hablar con su pareja y pedirle que le ayude con el bebé.
- Aprende a comunicarte. Siempre debes hablar de tus sentimientos. Esta es la única manera de asegurarse de que ninguno de los dos se sienta frustrado.
- Siempre hagan tiempo el uno para el otro. Puedes salir a cenar o dar un paseo. Deje que alguien cuide a su bebé durante una hora.
- Usted debe ser abierto con su pareja sobre el sexo y asegurarse de que ambos sepan cuándo pueden volver a tener relaciones sexuales. Si no quieres hablar directamente con tu pareja sobre esto, pídele a tu médico que hable con ellos.

CONCLUSIÓN

Gracias por comprar el libro.

El embarazo es un tiempo de alegría, pero también es un tiempo en el que usted experimentará numerosos cambios en su cuerpo y en su vida. Es importante aprender a lidiar con estos cambios. A lo largo del libro, usted recopilará información sobre las causas del estrés durante el embarazo y sobre lo que puede hacer para superarlo, entre otras cosas.

Espero que tengas un embarazo tranquilo y pacífico y te deseo suerte en tu viaje.

FUENTES

https://www.womansday.com/health-fitness/womens-health/
g2934/toxic-chemicals-to-avoid-when-pregnant/
https://www.babycentre.co.uk/a552044/11-ways-to-survive-
stress-in-pregnancy
https://www.babycentre.co.uk/a547370/the-basics-of-good-
sleep-in-pregnancy
https://www.self.com/story/8-important-things-women-forget-
to-do-after-having-a-baby
https://www.marchofdimes.org/pregnancy/your-body-after-
baby-the-first-6-weeks.aspx

www.ingramcontent.com/pod-product-compliance
Lightning Source LLC
Chambersburg PA
CBHW070702250726
48662CB00001B/226